◎常见病防治专家指导方案◎

妇女常见病 人

食疗自疗与生活宜忌

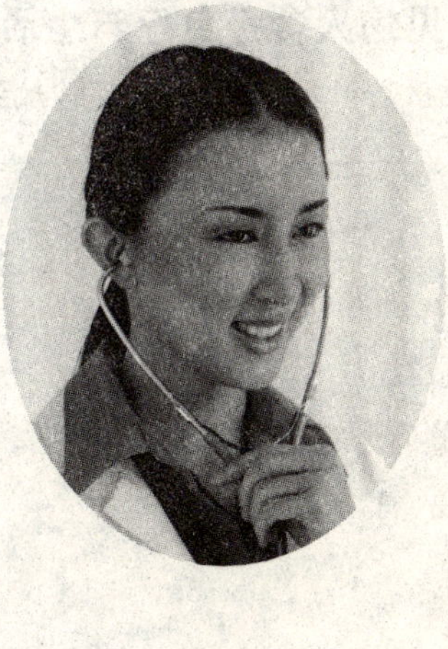

中医古籍出版社

图书在版编目（CIP）数据

常见病防治专家指导方案/刘建伟等编．－北京：中医古籍出版社，2008.1

ISBN 978－7－80174－575－0

Ⅰ.常… Ⅱ.刘… Ⅲ.常见病—防治 Ⅳ.R4

中国版本图书馆 CIP 数据核字（2007）第 177469 号

·常见病防治专家指导方案·

妇女常见病人食疗自疗与生活宜忌

王立平　叶　红　孙艳萍　编著

责任编辑：石　玥
封面设计：子豪设计工作空间
出版发行：中医古籍出版社
印　　刷：北京业和印务有限公司
开　　本：700×1000mm　1/16
字　　数：2800 千字
印　　张：140
版　　次：2008 年 1 月第 1 版
印　　次：2008 年 1 月第 1 次印刷
书　　号：ISBN 978－7－80174－575－0
定　　价：200.00 元（全十册）

前　言

女性，由于在解剖上有子宫和卵巢，在生理上有经、带、胎、产、乳等特点，因此在生理和病理上与男性有所不同，子宫是月经和孕育胎儿的主要器官，卵巢主要功能是分泌女性激素和产生卵细胞。妇女的解剖和生理特点，使她们要比男人们付出更多的辛劳，十月怀胎是她们的“专利”，而一朝分娩之后，抚养子女又成为他们的主要任务。妇女所特有的月经期、妊娠期、产褥期、哺乳期、更年期等各期，由于其内分泌功能变化的不同，都各有其特点。在不同期内，如注意不够或保养不当，均会产生不良的影响，甚至致病，所以，妇女各期的正确保养，是十分重要的。而中医食疗法在妇女的保养中又起到了举足轻重的作用。

中医临床实践证明，妇女常见的病症，均可以通过注意饮食调养原则，辨证选用食疗方防治。为了方便地解除妇女常见病带来的痛苦，我们编写了本书，本书主要针对妇女各种常见病症，有的放矢地介绍了各种食疗方法及日常生活宜忌，其方法简便易行、经济实用，如能坚持按要求使用，必然会产生良好的效果。

目　录

第一章　妇女病防治常识 ………………………………………… (1)
女性的生殖器官 ……………………………………………… (1)
女性生殖器官的特点 ………………………………………… (2)
女性的性腺及其变化 ………………………………………… (3)
卵巢的功能 …………………………………………………… (3)
老年妇女的卵巢功能 ………………………………………… (4)
青春期女孩生长发育律 ……………………………………… (5)
青春期甲状腺肿 ……………………………………………… (5)
少女也具有受孕的能力 ……………………………………… (6)
母亲应加倍关心发育期的女儿 ……………………………… (7)
妇女会有白带 ………………………………………………… (8)
正常白带的标准 ……………………………………………… (8)
妇女的阴道内有细菌 ………………………………………… (9)
女性生殖器官局部的保护机制 ……………………………… (9)
妇女要经常清洗外阴部………………………………………… (10)
女子无阴毛的原因……………………………………………… (11)
新婚初次性交女方不发生阴道出血的原因…………………… (12)
阴道壁凹凸不平是正常的……………………………………… (12)
阴道顶端突出的圆柱状物……………………………………… (13)
性交后精液自阴道流出不会造成不孕………………………… (14)
妇女对营养的要求……………………………………………… (14)

运动对妇女的重要性……………………………………………（15）
适合妇女的运动……………………………………………………（16）
妇女在运动中要注意方法…………………………………………（18）
妇女病的种类………………………………………………………（19）
妇女病的主要症状…………………………………………………（20）
盆腔检查的要求与步骤……………………………………………（20）
可以施行盆腔检查的时机…………………………………………（21）
未婚少女的阴道检查………………………………………………（22）
妇科 B 超检查前都需要憋尿 ……………………………………（23）
需要作 B 超检查的妇科疾病 ……………………………………（23）
进行妇科特殊检查与治疗的时机…………………………………（24）

第二章　妇女常见病……………………………………………（26）
女性常见的外阴疾病………………………………………………（26）
妇女偏头痛的特点…………………………………………………（27）
要警惕外阴色素痣…………………………………………………（28）
外阴瘙痒的应变措施………………………………………………（28）
“前庭大腺炎”和“前唐大腺囊肿” …………………………（29）
常见的阴道炎种类…………………………………………………（30）
一些妇女会患宫颈糜烂的原因……………………………………（30）
慢性盆腔炎的康复措施……………………………………………（31）
女性生殖器官的常见肿瘤…………………………………………（32）
宫颈癌的早期表现…………………………………………………（33）
子宫肌瘤的概念……………………………………………………（33）
子宫肌瘤的手术治疗………………………………………………（34）
子宫肌瘤剔出术后还能怀孕………………………………………（34）
常见的卵巢肿瘤……………………………………………………（35）
“卵巢囊肿蒂扭转” ………………………………………………（36）

葡萄胎治疗后要定期随访……………………………………………… (36)
黄体破裂的原因……………………………………………………… (37)
子宫内膜异位症……………………………………………………… (38)
宫外孕的原因………………………………………………………… (39)
“功能失调性子宫出血” ……………………………………………… (40)
发生闭经的妇女种类………………………………………………… (40)
闭经的检查和治疗方法……………………………………………… (41)
妇女急性下腹痛见原因……………………………………………… (42)
多囊性卵巢综合征…………………………………………………… (43)
女性生殖器官常见的畸形…………………………………………… (44)
两性畸形的变性手术………………………………………………… (44)
诊断“性早熟”的标准 ……………………………………………… (45)
防治性早熟对策……………………………………………………… (46)
尿道肉阜的原因……………………………………………………… (46)
女性“盆腔包块”的原因 …………………………………………… (47)
女性性功能障碍的表现……………………………………………… (48)
鉴别假孕的要点……………………………………………………… (49)
自我检查乳房的方法………………………………………………… (50)
乳腺癌早期症状……………………………………………………… (50)
乳腺癌手术后还能过性生活………………………………………… (51)
阴道涂片检查的方法………………………………………………… (52)
双侧卵巢切除后的激素替代疗法…………………………………… (53)
癔病的个性特征……………………………………………………… (54)
特发性水肿的原因…………………………………………………… (54)

第三章　孕产期护理……………………………………………………… (56)
克服“孕吐”的方法 ………………………………………………… (56)
应看医生的孕早期症状……………………………………………… (57)

双胎妊娠的孕妇应注意的事项……………………………………（57）
妇科检查不会引起流产……………………………………………（58）
孕妇服药原则………………………………………………………（59）
孕妇不宜服用中药…………………………………………………（60）
孕妇应慎用或禁用的中成药………………………………………（61）
孕妇选用抗生素的窍门……………………………………………（61）
孕妇应避免使用的西药……………………………………………（62）
孕妇感冒的防治办法………………………………………………（63）
孕妇接触 X 线应该注意的事项 ……………………………………（64）
先兆流产时不必要保胎……………………………………………（65）
应看医生的孕晚期症状……………………………………………（65）
高危妊娠的原因……………………………………………………（66）
预防妊娠高血压综合征……………………………………………（67）
预防产后出血的方法………………………………………………（68）
临产时宫缩的特点…………………………………………………（69）
减轻分娩时阵痛的方法……………………………………………（70）
导致胎盘滞留的因素………………………………………………（71）
产褥期的特点………………………………………………………（72）
产褥期休息的注意事项……………………………………………（73）
“坐月子”能洗澡刷牙 ……………………………………………（74）
产后发生尿潴留的应对方法………………………………………（74）
为什么产后容易发生便秘的原因…………………………………（75）
产后的饮食安排……………………………………………………（75）
产妇要作会阴切开的原因…………………………………………（76）
夏天产妇“坐月子”易中暑的原因 ………………………………（77）
预防“产褥热”的方法 ……………………………………………（78）
进行产后检查的原因………………………………………………（79）
产后过性生活的时间限制…………………………………………（79）

过期妊娠要重视……(80)
产后的避孕措施……(81)

第四章　妇女更年期护理……(83)
骨质疏松症……(83)
骨质疏松症的发生原因……(84)
骨质疏松症的临床表现……(85)
预防骨质疏松症发生的方法……(86)
骨质疏松症的治疗……(88)
更年期或老年期子宫颈癌的特点……(90)
子宫颈癌发生的高危因素……(91)
子宫颈癌的症状……(92)
子宫内膜癌发病的特点……(92)
易患子宫内膜癌的妇女……(93)
老年人发生卵巢肿瘤的特点……(94)
绝经后卵巢可触及综合征……(94)
近代乳腺癌发病情况的特点……(95)
易发生乳腺癌的妇女……(95)
乳腺癌的症状……(98)
近代治疗乳腺癌的方法……(100)
更年期妇女的乳房自我检查……(101)
冠心病发生的原因……(102)
妇女更年期后易发生冠心病……(104)
预防冠心病的方法……(105)
更年期妇女易患糖尿病……(106)
更年期糖尿病的特点……(107)
更年期糖尿病的治疗……(108)

第五章 妇女常见病药膳 ……………………………… (110)
流产 ……………………………………………… (110)
妊娠呕吐 ………………………………………… (112)
妊娠水肿 ………………………………………… (114)
产后出血 ………………………………………… (116)
盆腔炎 …………………………………………… (118)
急性乳腺炎 ……………………………………… (120)
闭经 ……………………………………………… (122)
痛经 ……………………………………………… (126)
带下 ……………………………………………… (129)
更年期综合征 …………………………………… (132)
慢性宫颈炎 ……………………………………… (134)
外阴炎 …………………………………………… (136)

第六章 产后常见病的食疗 ………………………… (139)
产后血晕 ………………………………………… (139)
产后发痉 ………………………………………… (140)
产后恶露不下 …………………………………… (141)
产后恶露不绝 …………………………………… (142)
产后腹痛 ………………………………………… (143)
产后排尿异常 …………………………………… (144)
产后大便难 ……………………………………… (146)
产后泄泻 ………………………………………… (147)
产后痢疾 ………………………………………… (148)
产后水肿 ………………………………………… (149)
产褥感染 ………………………………………… (151)
子宫复旧不全 …………………………………… (156)
产褥中暑 ………………………………………… (158)

产后尿潴留 ……………………………………………………（161）
产褥期乳腺炎 …………………………………………………（163）
产后子宫脱垂 …………………………………………………（165）
产后精神病 ……………………………………………………（167）

第七章 妇女调理汤谱 ……………………………………（170）
补虚调经 ………………………………………………………（170）
祛湿止带 ………………………………………………………（176）
育胎保产 ………………………………………………………（181）
补虚催乳 ………………………………………………………（186）
强壮祛风 ………………………………………………………（190）

第一章　妇女病防治常识

女性的生殖器官

女性生殖器官分为外生殖器与内生殖器两部分。

（1）外生殖器：包括阴阜、大阴唇、小阴唇、阴蒂、尿道口、阴道及前庭和前庭周围的腺体与静脉丛，主要的腺体有前庭大腺、尿道旁腺，以及会阴。

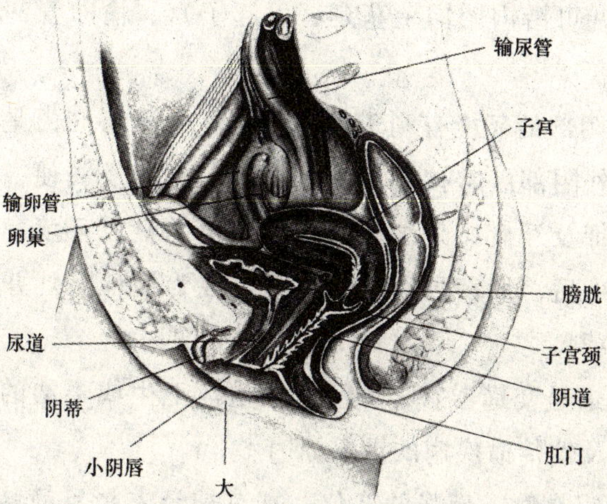

（2）内生殖器：有子宫（子宫体部及颈部）、输卵管和卵巢。

上述组织器官各司其职，是妇女得以具有性欲、交媾、孕、育胎儿及分娩功能的基本条件，从而使人类得以世代繁衍不衰。

女性生殖器官的特点

女性生殖器官在解剖上有以下特点：

(1) 女性生殖道使腹腔与外界沟通。女性生殖道内腔的宽窄不同、形状各异，输卵管的伞端与腹腔相通，阴道则开口于外阴。

生殖道内腔通畅的重要性：①阴道通畅是正常性生活的条件。②月经血通过宫颈管及阴道排出体外。③卵子排出后进入输卵管伞端，在壶腹部遇精子受精，受精卵经输卵管运送至子宫腔而种植发育。④胎儿要通过阴道娩出。因此，内腔的通畅是维持女性月经及生殖功能的必要条件。一旦发生狭窄或闭锁，则依病变部位的不同可以产生性交困难、不孕，甚或经血逆流入盆腔导致子宫内膜异位症、子宫腔积脓或不孕症。通畅性带来的问题：妇女如不注意月经期、流产及产褥期卫生，或医师未严格遵守无菌操作，均可导致生殖道感染，并可沿内腔向上蔓延，引起子宫、输卵管甚至盆腔腹膜发炎。

(2) 外阴部的环境有利于细菌生长。尿道与肛门是外生殖器的邻近器官，外阴部经常接触尿液、白带、经血及粪便，容易受到细菌污染；白带及经血又是细菌生长、繁殖的良好环境。前庭大腺及尿道旁腺感染后，细菌可以长期窝藏，成为慢性病灶并可反复急性发作。

(3) 阴道是交媾器官，不注意性生活卫生或不洁的性交是发生生殖道炎症及性传播疾病的重要原因。

(4) 外阴是性感最强的部位，富有神经末梢及静脉丛，具有勃起的功能，创伤后最易发生血肿。

(5) 女性生殖器官前方与膀胱、尿道相邻，后方为直肠，均受盆底组织的支撑。分娩使盆底组织受损，支撑作用减弱，除引起子宫位置下垂外，同时伴有膀胱、尿道及直肠位置的变更，并产生相应的症状。

女性的性腺及其变化

卵巢是女性的性腺，左、右各一，位于小骨盆的上缘，由卵巢系膜连于阔韧带的后叶。其上端通过骨盆漏斗韧带悬于骨盆侧后壁；下端有肌肉与结缔组织构成的卵巢固有韧带与子宫角后下方相连，因此卵巢具有较大的活动度。当上述韧带松弛时，其位置可以相应下移，甚至垂在子宫直肠陷窝中。

卵巢的大小与功能在女性一生各阶段中有很大变化。幼女及儿童期，卵巢功能尚未启动，体积也小。青春期后，卵巢功能逐渐建立。至性成熟期，卵巢长大如扁橄榄形，此时功能最活跃，盆腔检查有时可扪及卵巢，妇女更年期，卵巢功能开始衰退，体积逐渐缩小。老年妇女的卵巢进一步缩小，长、宽、厚各约为 0.5 厘米，妇科检查时不能触及。

卵巢的功能

正常的卵巢色白、质实，表面光滑或凹凸不平，由皮质与髓质两部分构成。育龄妇女的卵巢皮质厚，含有不同发育阶段的卵泡，较大的卵泡凸出卵巢表面，呈半透明泡状物；髓质内含丰富的血管、疏松结缔组织及少量平滑肌纤维。

卵巢的主要功能如下：

（1）在下丘脑及垂体激素的调控下，卵泡才能生长、发育成熟而排卵。卵子排出后进入输卵管，若遇精子便可受精。排卵是女性生殖功能的基本核心，通常每月排卵 1 次，由两侧卵巢交替承担；当一侧卵巢切除后，剩余的卵巢则每月排卵。

(2) 发育中的卵泡或排卵后的卵泡壁形成的黄体，其中的颗粒细胞与泡膜细胞能合成及分泌性激素，主要是雌激素与孕酮，是维持女性生理及协助受精卵在子宫内种植发育的重要条件。这些激素直接进入血液循环，分布至全身而起作用。卵巢是女性重要的内分泌腺。

在月经周期中，由于卵泡的发育及黄体的形成，卵巢大小有相应的变化，但其直径很少能长到 5 厘米以上。

妇女若只有 1 个卵巢，是否会影响上述的功能？根据临床经验及实验资料表明，1 个卵巢的妇女仍然具有正常的内分泌及生育功能。

老年妇女的卵巢功能

性成熟期是女性卵巢功能最旺盛的阶段。妇女一旦进入更年期，卵巢便逐渐缩小，皮质中的卵泡数目减少，不再能正常发育并最终消失，故不再排卵及分泌雌激素和孕酮，从而丧失了生育能力，月经停止来潮。

老年妇女的卵巢则更小，表面有迂回的沟曲。这种卵巢虽然不再具有前述的功能，但并不意味内分泌功能的全部丧失。卵巢中的泡膜细胞及卵巢门细胞具有分泌雄激素的功能。雄激素可在皮肤、脂肪等外周组织内转化为雌酮，它是绝经后妇女体内主要的雌激素。其在体内的作用尚不完全清楚，对延缓老年妇女的骨质疏松可能有一定作用。

近年来，妇科手术中对更年期或绝经早期妇女正常卵巢的取舍之所以趋于保守，就是考虑到这类卵巢仍有一定的内分泌功能。

青春期女孩生长发育律

青春期是由儿童期向成熟期的过渡阶段，此期下丘脑、垂体、卵巢的功能及相互调节的关系逐步确立。卵巢分泌的雌激素量逐渐增加，首先是乳房开始发育，继之脂肪沉积，肌肉发育呈女性体型。在肾上腺皮质分泌的雄激素的作用下，阴毛、腋毛生长及身体迅速发育。这些变化即所谓的第二性征。青春期发育的开始年龄及各种体征出现的顺序有很大的个体差异。

当卵巢分泌的雌激素量达到一定水平，才能引起子宫内膜的反应，发生月经初潮（第一次月经）。它出现在青春期的后一阶段，是青春期的重要标志。月经初潮通常是在乳房开始发育的二三年后，初潮年龄的范围为11～18岁，多数在13～16岁，与此同时生殖器官也逐步发育成熟。

严格地说月经初潮并不意味青春期的完结，因在初潮后的1～2年内，月经周期可能很不规则，常常是无排卵性月经，待有规律性排卵的月经确立后，才是青春期结束及性成熟期的开始。

青春期甲状腺肿

人的甲状腺位于颈部气管的前下方，是人体重要的内分泌腺体，它所合成分泌的甲状腺素，是人体代谢中的重要激素，它以体内的碘作为原料。

在青春期，身体内新陈代谢旺盛，需要更多的甲状腺素来维持人体正常的生理需要。如果处于青春期的身体得不到足够的碘，就可以造成体内相对的缺碘。也就是说，对一般人来讲，普通饮食中的碘含量已经足够了，但对于处在生长发育期，新陈代谢旺盛的青少年则显得不足。身体缺碘后引起甲状腺素合成减少时，脑垂体补偿性地加强了促使甲状腺素分泌的功能，对甲状腺产生刺激，使甲状腺代偿性地增生、肥大，于是脖子就会变得粗大起来，这种甲状腺肿大就叫“青春期甲状腺肿”。不论男女都可能发生，只是女孩子更为多见。

患青春期甲状腺肿大的青少年，切莫为此烦恼不安。这种病不需要特殊的药物治疗，明确诊断后只要在饮食中增加含碘的食物，如海带、紫菜、海鱼、虾、蟹等，就能够收到明显的效果。而且随着年龄的增长，往往逐渐自愈，但如能积极改善饮食成分，则能及早恢复正常。

青春期甲状腺肿与甲状腺机能亢进的脖子粗不同，后者往往伴有出汗、心慌、消瘦、低热、腹泻、手抖、怕热等明显症状。两者绝不能混淆，因为在治疗上迥然不同。

少女也具有受孕的能力

少女是否能受孕，要看她是否具备了必要的条件。这些条件包括：

（1）卵巢中有卵泡生长、发育、成熟及排卵。

（2）子宫发育良好，在卵巢激素的作用下能为受精卵准备好着床的条件。

（3）输卵管通畅，精子及卵子能在输卵管中相遇受精，并能将受精卵运送至子宫腔。

（4）适时性交，精子得以经子宫颈进入宫腔及输卵管。

当上述条件具备时即可受孕。要了解，虽然少女在月经初潮后1～2年内常是无排卵性月经，但绝不等于一定不会发生排卵。有时首次排卵即碰巧受孕，而她却从来没有月经初潮，这并不足为奇。

以上仅就受孕的生理条件而言。根据我国具体国情及婚姻法的有关规定，提倡晚婚、晚育及优生、优育。少女时期思想及身体均未充分发育成熟，经济上也不能自立，妊娠及分娩不仅影响母亲的健康，也影响胎儿的正常发育，对母婴可能造成不可估量的危害，还可能带来一系列家庭及社会问题。因此，少女们对性生活应有正确认识，自觉抵制“性解放”及“性乱”的侵蚀，不可感情用事，也不可存在侥幸心理，而要树立正确的性意识，遵循社会道德准则，避免早恋、早孕、早育。

母亲应加倍关心发育期的女儿

女孩在青春期由于体内激素的改变，身体及心理都随之产生相应的变化。有些孩子容易适应这种变化，有些孩子则为此感到羞涩不安或不知所措，需要母亲给以生活上的照顾，心理上的安慰及卫生知识的指导。

（1）向孩子说明青春期的变化是妇女一生中必然的生理过程，是从儿童向成年过渡阶段，属于正常现象，不必担心。

（2）根据乳房的发育情况为女儿选择适当的胸罩。

（3）月经初潮后，为她准备适当的卫生用品，指导月经期卫生，协助安排好生活，避免剧烈运动、过度劳累或精神紧张，并将此时的月经特点向女儿说明，减少不必要的担忧。

（4）引导女儿将精力集中于学习：要求她培养广泛的兴趣，树立远大的理想，而不要单纯追求外表美。适当介绍性生理卫生知识以及与妊娠有关的知识，阐明早恋、早孕的危害，使之能正确地处理性的问题。

总之，要和自己的女儿交朋友，以深厚的母爱去关心爱护她，通过谈心的方式启迪及解决各种问题，将她的思想引到正确的轨道上。切不可鄙视或训斥，否则将适得其反。

妇女会有白带

白带是妇女阴道的分泌物，主要由宫颈黏液及阴道渗液构成，内含生殖道上皮的脱落细胞及细菌。

宫颈黏液是宫颈管腺体分泌的透明粘液。雌激素有促进其分泌的功能，并使粘液变得稀薄；孕激素使其变为稠厚。

阴道渗液是自阴道壁的毛细血管和淋巴管所渗出的血浆和淋巴液，混有脱落的阴道上皮细胞。阴道上皮并无腺体存在，于每月行经前盆腔器官充血，渗出增多。

二者均依赖卵巢激素的影响。妇女在青春期后及性成熟期，卵巢功能开始建立并进入功能旺盛期，故有白带。妊娠期因胎盘分泌雌、孕激素，盆腔脏器充血更甚，白带量常更增多。幼女及老年妇女由于卵巢功能尚未启动或已衰退，体内雌激素水平低落，既无宫颈黏液分泌也无阴道渗液，故而外阴、阴道常常干燥。

正常白带的标准

白带是妇女阴道的分泌物，有保持阴道粘膜与外阴湿润的作用。正常情况下白带呈白色乳状，无臭味，流在裤裆上干燥后微黄发硬。

白带是阴道渗液和子宫颈黏液的混合物，内含阴道杆菌及常见菌以及生殖道粘膜的脱落细胞，其中主要是阴道及宫颈的上皮细胞，间有输卵管及子宫内膜细胞。

排卵期宫颈黏液量多、质稀如蛋清样，月经来潮前盆腔充血，阴道的渗液增多，均可出现一时性白带增多或呈蛋清样，属于正常现象。

妇女的阴道内有细菌

阴道的自净作用限制了细菌的生长繁殖，但它并非是无菌的，而是存在着许多种类不同的细菌。由于它与外界相通，又离肛门很近，极易受到污染，盆浴及性交还可直接将病原体带入。

正常情况下，阴道中的厌氧菌占优势，只有少数需氧菌。各类细菌的毒力强弱虽有不同，但在阴道内共同生存和相互制约，并不引起疾病，成为阴道的正常菌群。

长期使用抗生素消灭了阴道内的大部分细菌，破坏了阴道菌群，常可导致平时受到抑制的真菌的生长繁殖而致病。

阴道中平时不致病的细菌，一旦机体抵抗力下降或生殖道局部的保护屏障遭到破坏时便可致病，对这些细菌也不可掉以轻心，它们属于条件致病菌。许多妇科手术前要清洁阴道，其目的是将这些细菌减到最少的程度，以防止手术后发生感染。

阴道中除有上述的各种细菌外，还可能存在有衣原体、支原体及病毒等。

女性生殖器官局部的保护机制

女性生殖器官构造及功能上的特点使其容易遭受病原体的侵袭，然其本身亦具有一定防御感染的机制，包括以下几方面：

（1）机械屏障作用：未婚少女两侧大、小阴唇紧密靠拢常将尿道口及阴道口覆盖；处女膜中间虽有形状、大小不同的孔隙，但对阴道仍有一定的封闭作用。正常阴道的前、后壁互相紧贴；宫颈管内有黏液堵塞，在一定程度上阻碍异物与不洁物的侵入。

（2）阴道的自净作用：性成熟期妇女的阴道上皮在卵巢激素的影响下，周期性增厚，表层细胞角化及脱落；细胞内有糖原贮存，经阴道杆菌分解产生乳酸，以维持阴道的酸性环境，使不利于嗜碱性的杂菌生长；而宫颈管内的黏液为碱性，又抑制了嗜酸性细菌的生长，对防止生殖道感染有一定意义。

（3）子宫内膜周期性脱落与更新：随着周期性月经来潮，原有的子宫内膜脱落，新的内膜长出，不利于病原菌扎根及繁殖。

（4）输卵管壁及子宫的蠕动与收缩，再加上上皮细胞纤毛的摆动，使腔内分泌物排入阴道，也起到清除异物、保持清洁的作用。

性成熟期妇女的卵巢功能旺盛，生殖道的保护机制比较完善，在一定程度上减少了月经期、性交、流产或分娩所招致的感染机会。

妇女要经常清洗外阴部

妇女的尿道及阴道开口于阴道前庭部，其后方有肛门。尿液、粪便、白带及经血的排出致使外阴部经常处于潮湿状态，并容易受到细菌的污染，外阴处于双大腿及裤裆中间，不透气，更利于细菌的滋生繁殖。另外，阴唇局部皮脂腺分泌旺盛，皱褶处常有许多积垢，是身体中最不干净的地方。若不注意卫生，局部不但会发出恶臭，而且性交时还可能将病原体带入阴道或尿道而引起炎症。

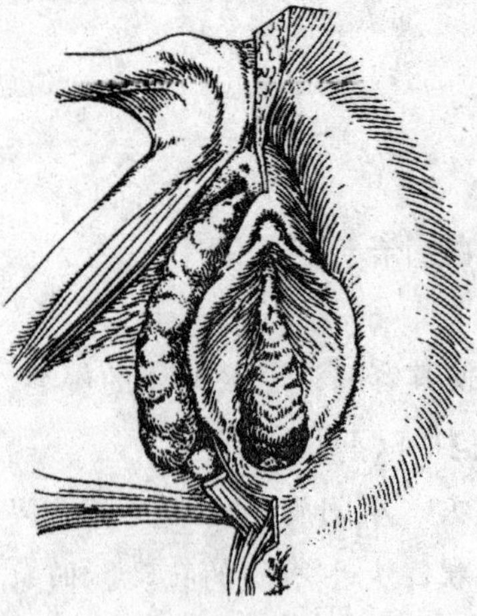

有条件者可以经常沐浴，否则，

每晚也应清洗局部，更换内裤，保持外阴的清洁干燥，消除不良气味，以有利于身体的健康。是否需要使用特殊的浴液，没有具体的要求，可根据个人的习惯，一般用温开水及无刺激性的肥皂清洗即可。

女子无阴毛的原因

儿童到十余岁进入青春期，性腺（睾丸或卵巢）的功能开始建立，身体迅速发育，与此同时肾上腺皮质功能增强，分泌雄激素量增多。外阴部及腋下等处的毛囊上皮中存在雄激素受体，受到刺激后开始长出卷曲的毛发。生长于阴部的毛发称为阴毛，为第二性征的一部分，又称性毛。男性性毛不仅限于阴毛，还包括胡须。

阴毛的多少因人而异，但男、女阴毛的分布有所区别。男性阴毛分布是以耻骨联合为基底，尖端朝向脐部的三角形，向后可达肛门周围；女性则是以耻骨联合上缘为基底的倒三角形分布，主要生长于阴阜及大阴唇，很少达到肛门周围。

极少数女子无阴毛生长，可见于以下两类情况：

（1）具有典型的女性第二性征，有正常的月经及生育功能，不长阴毛是由于外阴部毛囊缺乏相应激素的受体，这类妇女仍可认为是正常的。

（2）既无阴毛，又缺乏女性第二性征，或并发身体发育的异常，如身材矮小、智能落后以及月经异常、不孕等，则属异常，应及时就医查明原因。

新婚初次性交女方不发生阴道出血的原因

覆盖在阴道口处的膜样组织就是处女膜，它在青春期后进一步发育，几乎完全封闭阴道外口，膜中间有大小及形状各异的孔隙，可为新月形、圆形、心脏形、筛状或伞状。

婚后首次性交导致处女膜破裂，伴有少量出血乃是正常现象。裂口常分散在数处，多位于处女膜的后半部，裂口深达处女膜环的基部，借此可与伞状处女膜区别。

新婚首次性交，女方未发生阴道出血，有以下几种可能：

（1）职业因素。体育、舞蹈工作者，强烈的运动可能导致处女膜破裂。

（2）疾病因素。未婚少女患有妇科疾病而施行盆腔检查或手术，造成处女膜破裂。

（3）外阴部创伤或不良的手淫习惯引起损伤。

（4）处女膜弹力较好，孔隙又大，性交未引起破裂或性交从未成功。

（5）婚前有性生活，处女膜早已破裂。

可见首次性交不出血的原因是多方面的，不论青红皂白，一律归罪女方的不贞，在新婚开始就发生感情的裂痕，岂不是太愚昧了吗？因此夫妇双方应坦诚相待，讲清情况，彼此信任，相互理解。

阴道壁凹凸不平是正常的

中、青年妇女清洗外阴时若将手指伸入阴道，便会发现阴道并非一个平滑的腔道，在其四壁上有许多凹凸不平的皱褶。这是因为

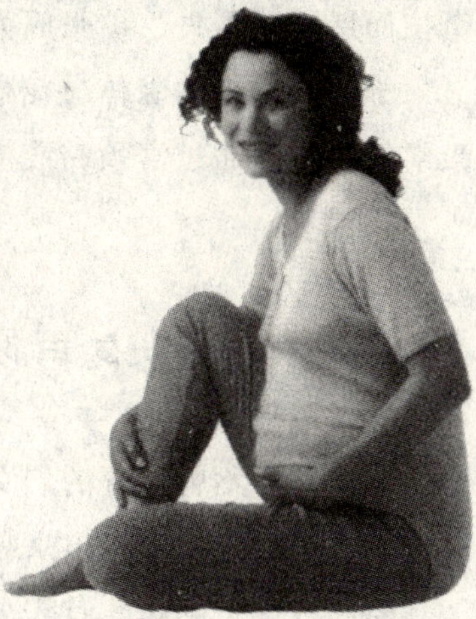

在卵巢激素的影响下，阴道壁得到了充分的发育，由于管腔的表面积有限，故上皮皱褶呈泡泡纱样，妊娠期更明显。这种变化增加了阴道的伸缩性，既可避免性交时的创伤，又可在分娩时充分扩张后允许足月胎儿的通过，属于生理现象。屡次分娩，阴道壁松弛，弹性降低，皱褶可变得不明显。

在儿童期，卵巢功能尚未建立，阴道也未开始发育，绝经后的妇女，卵巢功能衰退，雌激素水平低落，阴道萎缩，以致阴道壁光滑而无皱褶存在。

阴道壁上的褶皱，在有炎症存在时可以窝藏病原体，使局部治疗难于充分发挥作用，给治疗带来一定困难。

阴道顶端突出的圆柱状物

妇女以食指伸入阴道达其顶端便可以摸到一个圆柱状的突出物，有些人将其误认为是肿瘤，实际它是子宫颈。

正常的子宫颈表面光滑，湿润，质地如橡皮，其下端借子宫颈外口与阴道相通，月经血自此泄入阴道。未产妇的子宫颈外口呈圆形，手指不能进入；经产妇由于分娩时胎头通过常发生宫颈两侧的裂伤，外口成一横裂，将子宫颈分为前、后唇两部分。当宫颈有多处裂伤时，可呈不规则分瓣状，手指尖常可探入外口。

由于子宫颈的轴线常与子宫体的轴线保持一致，故极度后倾子宫的宫颈朝向前方，甚至居于耻骨联合下而不易摸及。

子宫颈含有大量富有弹性的结缔组织，妊娠晚期及分娩时可被牵拉而展平、消失，扩张成为产道的一部分。

子宫颈管中的腺体分泌黏液，构成白带的成分，其分泌受卵巢激素的调节。通过宫颈黏液检查可以了解卵巢的功能。

性交后精液自阴道流出不会造成不孕

一些婚后不曾生育的妇女来到妇科门诊，总会提出这样的问题，即性交后精液自阴道流出来是否会造成不孕？

要回答这个问题，首先要了解正常生育的妇女性交后有没有精液流出来。由于阴道前后壁平时是相互贴近的，内腔空间不大；尽管性交时阴道的2/3有一定程度扩张，然在性交结束后就会迅速恢复正常，阴道内不可能容纳多量的液体。男性性交时，每次排出精液一般为4~6毫升，刚排出时呈胶胨样的半流体，性交结束，阴茎抽出，自然会有部分精液外流，而不会全部流出。剩余的精液液化后，积存于阴道后穹窿，宫颈浸泡其中，精子便可沿宫颈外口进入子宫腔，故不会影响受孕。

少数妇女由于子宫极度后倾，使宫颈极度朝前，阴道后穹窿积存的精液量少时，则很难接触宫颈口，对受孕可能有一定的影响。为减少精液外流，性交时女方可垫高臀部，性交后继续维持臀高位半小时；为增加精液接触宫颈外口的机会，可采取性交后俯卧位。

妇女对营养的要求

在妇女的一生中有几个特殊的阶段：青春期、妊娠期及更年期，不同时期对营养都有不同的要求。如青春期月经来潮，要注意补充铁质；妊娠期除了本身需要，还要供应胎儿的营养，故对蛋白质的要求高；更年期因绝经，需要注意补充钙质。但对妇女来说还有一个问题尤为重要，即她们不仅要照料自己还要照料家人的饮食，尤其是孩子。所以为了更好地照料自己及家人，必须要有一些营养学的知识。

在营养学这一领域中，存在着许多争议，如摄取多少蛋白质属适量？动物蛋白是否必须需要？服用维生素制剂是否有必要？饮食习惯上也同样有不同说法，如牛奶是早上喝好还是晚上喝好？一日三餐如何分配？等等。但有几点建议我们不要忘记：

首先，在保证必要营养方面，记住食物是供我们身体生长和修复所需要的物质，为活动提供动力。我们的食物由三种主要营养素组成：碳水化合物、脂肪和蛋白质。此外还需要一些维生素、矿物质、无机盐和水分。大多数食物都是由各种营养素合成的，所以千万不要偏食。

其次，在食品的选择和烹调方面，要注意做到多样化及搭配粗粮，用铁锅炒菜，可以成为人体补充铁质的一个重要来源，这对于需铁量高的妇女很重要；蔬菜要吃新鲜的，烹调时尽量少放水并盖紧锅盖，以免维生素在空气中破坏及在水中分解，了解哪些食品同食有利，哪些食品要避免同时食用的常识。

最后要强调改变饮食观念，正确看待食物及其营养。要把食物看成是保持健康、维持生命的必需品。既不是单纯为了满足口腹之欲而进食；也不要因为不愉快、受挫折、紧张或焦虑而影响食物的摄入；更不能以保持身材苗条为标准来制定食谱，为苗条的身材而牺牲健康是有害无益的。

运动对妇女的重要性

我们都知道，好的营养、足够的休息和经常的锻炼可以使机体运转正常，使身体更好地抗拒损伤和疾病。在目前社会里，尤其在城市中，越来越多的人开始从事需要很少体力劳动但非常疲惫的工作，与男人相比，更多的妇女们在从事那些足以将人的精力耗干的工作。在办公室或工厂中，整天坐着，或者是整天弯着腰，这种状况会导致腰背疾患；在服务性行业中，如医务人员和服务员，则要整天站着。

妇女要进行锻炼比男人困难得多，主要原因是没有足够的时间。许多妇女上班前后都要忙于家务，对于一个母亲来说，坚持经常性锻炼更是难事。从童年开始，女孩子就被精心地避免进行剧烈的运动，学校中的球场总是被男孩子所占领。当进入青年期以后，女孩子唯一有吸引力的锻炼是增加身材的秀美，减少腰围，增加胸围。此外，对于锻炼的另一个恐惧是担心损伤自己的身体。许多妇女被告诫在月经期间从事体力劳动和运动是危险的。有时候，某些剧烈活动确实给妇女的身体造成损伤，但这都是由于平时太缺乏肌肉运动的缘故。正常情况下，妇女的身体对于剧烈、快速和灵巧运动的承受能力是很强的，抗损伤能力也是很强的。

现在，由于各种理由而脱离锻炼的情况正在发生变化。越来越多的妇女们对体育活动产生了兴趣。妇女们参加了许多以前仅属于男人的体育项目，如足球；而且经常性的体育锻炼如跑步、作健美操、跳迪斯科舞、扭秧歌、打太极拳等，在妇女中都得到了进一步的开展。

适合妇女的运动

越来越多的妇女对体育活动产生了兴趣。经过长期努力和斗争，妇女进入了许多以前仅属于男人的体育领域，并取得了出色的成绩，如中国女排的“六连冠”。

妇女在协调能力、平衡能力、灵活性、耐受性等方面都表现突出。怎样找到一种或几种适合妇女身体及心理的运动呢？这需要因人而异，但可选择以下几种带共同性的运动项目：

(1) 要选择那些伸展和增强整个身体各个部位的运动，包括手臂、腿、躯干、颈部的运动。应适合自己的身体基础，并逐步提高运动的能力、频率和强度。当然更要选择自己喜欢并感到愉快的活动。对时间较紧张的人，可选择一些能在家进行的活动。

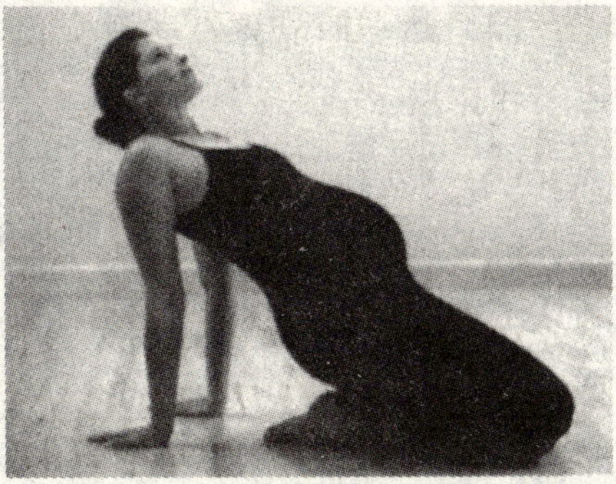

(2) 跑步这样的全身运动是最好的，因为它既能保持身体的健康，扩大身体的活动能力，增强身上许多不同部位的肌肉，还可以减少经期及分娩时的痛苦。城市中的跑步可在清晨或傍晚进行，这时空气中灰尘较少，开始可慢跑然后逐渐增加速度和距离，也可以跑一段，走一段，再跑一段；以后可以先慢跑，再快跑，然后慢跑，这种速度变换对循环系统的调节有好处。

(3) 如果你的体质较弱不便跑步，可以步行锻炼，如每天上班时少坐1~2站公共汽车。但步行时速度不能太慢。家住楼房的可以爬楼梯而不乘坐电梯，这对心脏功能大有益处。

(4) 游泳也是一种较好的全身运动。

此外，打太极拳、舞剑、作气功和瑜伽功、跳迪斯科舞、扭秧歌等都是行之有效的运动。

以上这些体育项目的选择，可根据自己身体的具体条件和工作性质等来考虑。就工作性质而言，如果你的工作对体力消耗很大，则选择一些安静和轻松的项目；如果你的工作是整天坐着不动的，可选择一些运动量大的项目；对于那些整天弯腰或埋头于流水线作业、操作缝纫机或打字的妇女来说，应该进行放松脖子、肩部和背部肌肉的运动。总之，不要忘记“生命在于运动”这句名言。

妇女在运动中要注意方法

在开始体育锻炼时有一些问题必须加以注意：

（1）锻炼应循序渐进，不可急于求成。

（2）运动的节奏要逐渐变化，因为身体需要时间来调节呼吸、心跳和体温。

（3）锻炼前后不要吃得太多，否则会引起消化不良及胃痛。

（4）对开始锻炼时产生的肌肉僵直和酸痛应有思想准备，认识到这是正常的生理现象，不要因此而停止锻炼，因继续锻炼后酸痛就会消失。

（5）锻炼之后避免着凉，最好洗个热水澡，这将有助于肌肉放松和促进血液循环。

除了上述的问题外，妇女还有其生理性特点，因而在不同时期，要有特殊的对待。

（1）月经期是否要坚持锻炼？对此有不同的看法。一般认为日常的锻炼可以坚持，越是坚持活动，月经前症状和月经本身对身体和生活的影响越小，但剧烈的活动还是应该尽量避免，尤其在月经量多，痛经者，以免引起经血过多、经期延长或闭经。在一些久经训练的女性职业运动员，也要根据自己的月经状况来调节运动量，切不可勉为其难。

（2）正常妊娠期坚持锻炼也是非常有益的，因锻炼促进机体的新陈代谢和血液循环，增强心、肺、消化功能，从而保持健康的身体和充沛的精力。可以选择散步、打拳、骑自行车和跳舞等，每次活动以 20 分钟左右为宜。在妊娠晚期，身体负担较重，活动不便，散步为最适宜的运动，当然对有流产、早产征象或产史不良者应该除外。

（3）到中年期，身体容易发胖，就更需要锻炼。

（4）老年期为了增强体质，也需要一定的锻炼。

对体育锻炼来说，不论任何年龄，只要有决心并付诸行动，都可以获得力量、灵活性和耐受性。重要的是“贵在坚持”。开始锻炼时可能很苦很累，并感到力不从心，但是坚持锻炼下去，可以帮助你改变身体和生活，给你以新的力量、新的信心和更大的愉快。

妇女病的种类

这里讲的妇女病系指女性生殖器官的器质性疾患和妇科各种功能失调，还包括与妇科关系密切的乳房及某些泌尿系的问题。当然，孕期各种并发症，广义来说也属于妇女病，因其具有特殊性，恕不一一赘述。

（1）生殖器官的器质性疾患：①炎症：女性生殖器各部分均可发生炎症，为妇科的常见病。②性传播疾病：通过性交传播。③肿瘤：女性生殖器各部分均可发生良性或恶性肿瘤。④子宫内膜异位症：为良性疾病，但具有播散、种植与转移的特点，为妇女特有的疾病，绝经后可以消失。⑤生殖器官变位：为妇女所特有，与分娩有一定关系。⑥生殖器官损伤。⑦生殖器官发育异常。⑧遗传性疾病。

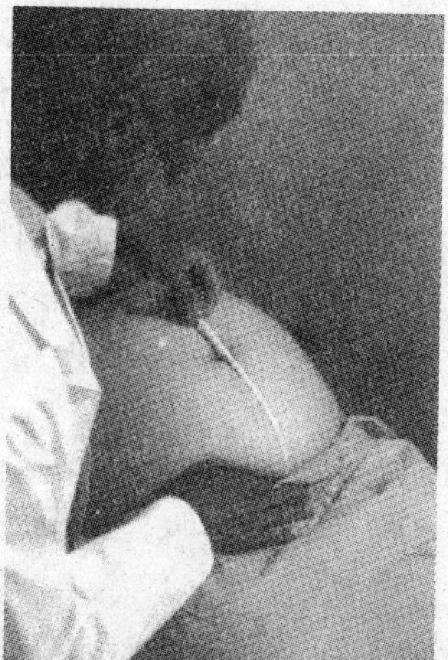

（2）妇科的功能失调性疾病：包括各种月经病、不孕症（也可能由于器质性疾病引起）及性功能障碍等。

（3）乳房疾病：涉及乳房创伤及良、

恶性肿瘤；炎症因常见于产褥期，不在此赘述。

（4）泌尿系疾病：包括炎症、损伤及各种排尿障碍。

妇女病的主要症状

妇女病的症状多种多样，依病因而不同，有些妇科疾病可以引起全身性症状，有些则引起局部的症状。择其主要者归纳于下：

（1）外阴：阴道痒、痛。

（2）阴道分泌物量、色、气味与性质的变化：白带量增多、减少（干燥）；黄色、粉色或咖啡色；有臭味；质稀薄如水、脓性或呈凝乳块状，均为异常。

（3）月经异常：包括初潮过早、无月经、闭经、周期紊乱、经期延长、经量增多、淋漓出血以及在周期的不同时间出现的明显不适症状，或在一生的特殊阶段出现的症状等。

（4）疼痛：急性或慢性下腹痛，还可伴有腰骶部疼痛或下坠感。

（5）肿物：下腹包块、阴道脱出肿物或外阴部新生物。

（6）不孕或生育问题。

（7）性功能障碍：性交失败、困难、疼痛；性欲减退、亢进等。

（8）全身症状：如休克、发热、贫血、消瘦、腹胀、恶液质等。

凡有上述症状的妇女应到妇科就医。其中阴道多量出血，急性下腹痛、下坠、伴或不伴不规则阴道出血，高热或休克，属于妇科急症表现，需要立即就医。

盆腔检查的要求与步骤

盆腔检查是诊断妇科疾病的重要手段，可以直接观察外生殖器、阴道及宫颈的病变，通过触摸子宫、卵巢，还可以了解内生殖器的情况。此项检查一般不在月经期进行。

检查前的准备：为了检查满意，患者事先要排空小便；取膀胱截石位，使腹部放松，外阴暴露；检查时密切配合，不可鼓起肚子。

检查的方法与步骤：

（1）视诊：外阴部可以直接观察。阴道及宫颈则必需用窥器扩张后检查，常规用于已婚者。查看发育的情况、处女膜是否完整、黏膜颜色、分泌物的性状，有无炎症、溃疡、肿物及畸形等。取分泌物检查滴虫、霉菌、淋菌或作细菌培养；还可作宫颈刮片送检。

（2）触诊：①双合诊：即阴道、腹壁联合检查，最为常用。医师以二指放入阴道，先查阴道及宫颈，再与腹壁上的另一手配合触摸子宫、卵巢及盆腔情况。常规用于已婚的妇女。②三合诊：医师分别将手指置入阴道与直肠，再与腹壁的另一手配合，从不同角度触摸盆腔器官，可以详细了解盆腔后部的情况如子宫骶骨韧带及子宫直肠陷窝等处。这项检查也很重要，但有时却被忽视。一般也是用于已婚妇女，在双合诊后再行三合诊检查。③直肠、腹壁联合检查：适用于未婚女子，医师以一指插入直肠与腹壁，另一手配合触摸盆腔器官。

上述的检查可能给患者带来一些不适，在正常情况下绝不应该感到疼痛，若检查时确实引起疼痛，患者应向医师反映。

可以施行盆腔检查的时机

一般情况下，在妇女的行经期或有阴道出血时不应该施行盆腔检查（包括双合诊及三合诊）。因此时生殖道局部的保护作用减弱，全身抵抗力也低，检查可将外界细菌带入导致上行感染；而且用力触摸子宫还可以促进经血逆流入盆腔，造成子宫内膜异位症。

月经期或有阴道出血时作盆腔检查虽有以上不利的方面，但并不等于完全禁止行此项检查。阴道出血是多种妇科疾病的症状，其中有些是严重的疾病如不全流产或异位妊娠等，若不及时诊断处理，可能危及生命；而盆腔检查是诊断妇科疾病的重要手段，若能小心从事则是无可非议的。

检查前要冲洗、消毒外阴，医师带无菌手套进行检查，这样可以防止发生感染，动作轻柔，也可减少子宫内膜异位的可能性。

妇女们对异乎寻常的出血不可疏忽大意，不要误认为是月经不准，而应及时就医查明原因，遵照医师意见接受必要的检查。

未婚少女的阴道检查

未婚的少女因妇科病而就诊的机会较少，即使在妇科看病，一般可通过直肠、腹壁联合检查了解盆腔情况，再配合 B 超及腹腔镜等辅助检查，多可明确诊断，一般不需要作阴道窥器检查或阴道、腹壁联合检查（即双合诊）。

什么情况需要进行阴道检查？如有下述情况应予考虑：

（1）病变部位在宫颈或阴道。

（2）盆腔包块的来源不清楚。

（3）需要进行刮宫术等。

进行阴道窥器检查，直接观察病变或作双合诊、三合诊以了解盆腔情况。

阴道检查除可导致处女膜破裂外，没有其他不良影响。为了明确诊断及解除病痛，应接受必要的检查。对此家长不必过分担心，应与医师密切配合。

阴道检查有很大痛苦吗？在未婚少女中进行阴道检查确有一些痛苦，通常需要辅加止痛、镇静剂，有时还需要在麻醉下进行。这样可使患者达到减轻疼痛或无痛，并使骨盆部肌肉放松而获得满意的检查效果。

妇科B超检查前都需要憋尿

B超检查前需要憋尿的原因：

（1）子宫及卵巢深居小骨盆内，小肠往往会下垂至盆腔中。作腹部B超时，肠管的蠕动及其内容物可干扰子宫及附件的影像，致使其显示不清。因此检查前要求患者大量饮水、憋尿使膀胱充盈，将肠管推向上方。

（2）尿液为均匀的介质，有利超声波通过以显示其后方的子宫及附件。

因此，要获得满意的B超检查结果必须憋住尿。有时情况紧急，不允许花时间憋尿，医师可以插导尿管向膀胱中注入生理盐水以代替尿液，这是一种应急手段，不能常规使用。

以下情况可以不必憋尿：

（1）妊娠3个月以后，子宫长大升入腹腔，将肠管自然推向上方，宫腔内又有羊水，此时观察胎儿就不再需要憋尿了。

（2）阴道B超可以直接看到子宫及附件的影像，不受肠管的干扰，因此不必憋尿。可惜这种检查还不能普遍地用于妇产科临床。

需要作B超检查的妇科疾病

B超具有诊断明确、迅速、无痛、无害和使用方便等优点，已在妇产科领域内广泛应用，可作为妇女普查或有疾患时的检查。下列疾病是作B超的适应症：

(1) 生殖器官先天性发育异常，如先天性无子宫，各类子宫畸形（双子宫、双阴道、双角子宫、残角子宫、纵隔子宫），处女膜发育异常（闭锁、积血）和异位肾（盆腔肾脏）。

(2) 子宫内膜异位症（子宫腺肌症、卵巢巧克力囊肿）。

(3) 子宫内膜腔病变，如不全流产、孕卵发育异常或滞留流产、葡萄胎、子宫内膜增殖、息肉、子宫体腺癌等。

(4) 宫内避孕器：了解其位置、变形、嵌顿、穿孔、外游或带环受孕等。

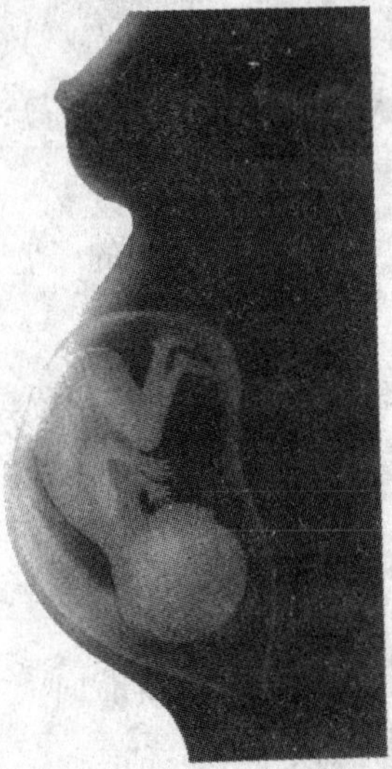

(5) 子宫颈病变：如宫颈肥大、纳氏囊肿、息肉。

(6) 盆腔生殖器炎症：如子宫积脓、输卵管积水。

(7) 子宫切除术后所见。

(8) 妇科非赘性肿物：如卵泡囊肿、黄体囊肿、黄素化囊肿、多囊卵巢、卵巢血肿、卵巢冠囊肿。

(9) 妇科肿瘤：①良性：如子宫肌瘤及各类卵巢囊肿。②恶性：如子宫体腺癌、绒癌、卵巢原发或继发的癌瘤等。

(10) 盆腔腹水、尿潴留等。

进行妇科特殊检查与治疗的时机

妇科特殊检查的最适宜时间应根据检查的目的而定。现将临床常用者叙述如下：

(1) 子宫内膜活组织检查（简称子宫内膜活检）：①不孕症患者需要了解卵巢黄体功能和排除子宫内膜结核，若在检查周期严格避孕者，宜在月经前 2 ~3 日采取。为防止万一受孕的可能，通常是在正常月经来潮第一日 12 小时内刮取。②需要排除恶性病变时，随时可进行检查。有长时间出血者宜事先用抗生素控制感染。

（2）输卵管通畅性检查：输卵管通液或造影要求在月经干净后 3 ~7日进行，相当于排卵期前。过早，子宫腔创面未完全愈合或有残存的子宫内膜碎片，容易发生造影剂外溢或子宫内膜异位症；过晚，子宫内膜增厚可能产生输卵管间质部堵塞的假象。平时月经周期偏短者应靠前安排。

妇科治疗的适宜时间：

（1）放置宫内节育器、作宫颈电烙或腹部妇科手术：均应在月经净后施行，前二者要求在月经净后 3 ~7 日进行。此时盆腔充血最轻，子宫内膜较薄，操作引起的出血少，没有受孕的可能。宫颈电烙后至下次月经来潮有较长时间，创面得以愈合，减少子宫内膜在创面上种植的危险。取节育器的时间相对不太严格。

（2）各种治疗均不应在月经期施行，因不但出血多，还可能引起子宫内膜异位症。

有了上述的知识才能更好地与医师配合。另外，凡安排在月经后进行检查或治疗者，该次月经后不要有性生活。

第二章　妇女常见病

女性常见的外阴疾病

妇产科临床上女性常见的外阴疾病有如下四种。

(1) 外阴硬化萎缩性苔藓。是一种原因不明的外阴疾患，病程较长，发病率约占外阴疾病的一半左右，多见于青年妇女。主要症状是外阴瘙痒，发白，大小阴唇变平、萎缩，皮肤变薄易裂，严重的可影响性生活和排尿。确定诊断往往要靠病理检查。

(2) 外阴白癜。是一种皮肤色素减少性疾病，原因不明，可见于任何年龄的妇女。外阴白癜表现为局部片状发白，边界清楚，皮肤的纹理，光泽无变化，一般没有瘙痒。患者常伴有身体其他部位的白癜。

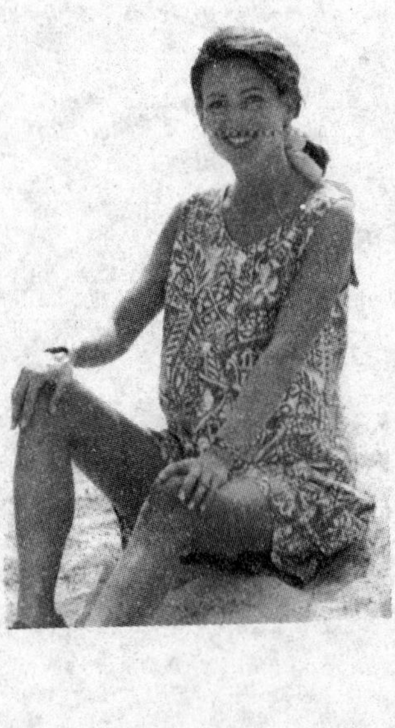

(3) 外阴神经性皮炎。是由于神经精神失去平衡引起。此病多见于中年妇女。主要症状是瘙痒，局部表现为慢性炎症，明显苔藓化，患者常伴有身体其他部位同样的病变。

(4) 原因不明的外阴瘙痒。是一种无明显器质性病变而仅感瘙痒的病症，可见于任何年龄的妇女。要注意排除一些全身性疾病（如糖尿病）和阴道炎。

其他较常见的外阴疾病有：外阴湿疹、外阴溃疡，外阴扁平苔癣、外阴尖锐湿疣等。

妇女患外阴疾病后应及早到医院诊治。诊治的原则是：明确诊断，病因治疗；对症止痒，定期复查。

妇女偏头痛的特点

偏头痛是一种常见的血管性头痛，其特点是常在头痛发作前20～30分钟出现视觉上的症状——闪光幻觉。发作的部位一般在一侧眶上、眶后或太阳穴处，头痛剧烈时往往有一跳一跳的搏动感，与心跳的节奏一致。同时面色苍白，恶心，有时会呕吐，持续几个小时或一天，常在一觉睡醒后自行缓解。这个病在妇女中相对比较多见。

妇女的偏头痛有以下几个特点：

（1）常在青春期开始发病。因此青年女性比较多见。

（2）常与月经周期有关。有的妇女总固定在月经期前某一时期开始发作。

（3）怀孕期间可不发作。约有80%的妇女在怀孕后偏头痛就停止发作。产后又逐渐恢复发作。

（4）常有家族性。一个家庭中母女数人可能有类似的偏头痛。

为预防偏头痛发作可口服苯噻啶，一般在服药1～3个月后见效，可维持较长时间。口服麦角胺咖啡因（在头痛一开始时）可缓解头痛，但头痛达高峰时再用则无效。近来国内外采用新型安定药——泰必利治疗偏头痛，有效率可达85%，对本病既可预防又有治疗作用。

要警惕外阴色素痣

色素痣，又称为“黑痣”，是生长在皮肤上的先天性黑色斑点，直径一般为0．1～1厘米；颜色可为浅棕、深棕或黑色，表面平坦或略隆起，有的光滑，有的粗糙，有的可有毛发生长。

外阴色素痣比身体其他部位的痣容易恶变，这是因为外阴部常受摩擦和刺激，色素痣对性激素的刺激作用较为敏感，往往在青春期和妊娠期增大、变黑。据报道，40%～80%的恶性黑色素瘤发生于色素痣。

一般认为，外阴色素痣最好进行预防性切除。隆起的或带毛的色素痣，恶性机会较少，可暂缓切除。而平坦的外阴交界痣、复合痣等因在体内性激素活跃时恶变机会增加，宜在青春期前或妊娠前切除。

暂缓切除的，要注意对色素痣的观察。如果发现色素痣的大小、形状、硬度、颜色等发生改变，或周围皮肤潮红发炎，有少量渗液、出血、结痂及形成小溃疡，表面隆起，脱毛，有灼热、刺激和疼痛等感觉时，应及时彻底切除，因为这是色素痣活动或恶变的征兆。

外阴瘙痒的应变措施

外阴瘙痒是指大阴唇外侧、小阴唇、阴蒂等处或者阴道内发痒，并可以扩散到肛门周围及两侧股部。瘙痒程度不等，有些仅微痒，有些却奇痒难忍。多数呈阵发性，在夜间加重。由于瘙痒常常迫使患者用手搔抓，用衣物摩擦或用热水和肥皂等清洁剂烫洗，有些妇女还会自己用一些止痒药物。而这往往会使痛痒加剧，形成恶性循环。

患外阴瘙痒时，首先要注意局部卫生，尤其要注意月经期卫生。内裤要选择大小合适、柔软、吸水的棉布制品，而且要勤洗勤换。瘙庠时，切忌用手抓，更不要用热水烫洗，以减少不良刺激。注意局部卫生，有相当一部分外阴瘙痒患者会不治自愈。如瘙痒还不缓解，应及时到医院检查，看看有无局部病变和全身性疾病，以便针对病因积极治疗。

暂时找不出原因的，可在医生指导下用一些镇静剂、抗组织胺药和局部止痒剂，如苯巴比妥、扑尔敏、去氯羟嗪、安其敏、1%克达罗宁和去炎松霜等。

“前庭大腺炎”和“前唐大腺囊肿”

女性两侧大阴唇的后面各有一黄豆大小的腺体，该腺体有长约1～2厘米的腺管，开口于小阴唇与处女膜之间的沟内。这个腺体，医学上称为“前庭大腺”。正常情况下，前庭大腺不易触及。性兴奋时，前庭大腺分泌黄白色黏液，起润滑阴道口的作用。

所谓“前庭大腺炎”，就是前庭大腺发生细菌感染，引起急性炎症。通常表现为：腺管口肿胀，渗出物积聚，炎症产物不能外流而形成腺体脓肿。此时，在大阴唇下可触及一核桃大小的肿块，局部红、肿、热、痛，严重时患者可发热。处理时只要将脓肿切开引流便可治愈。如未及时就诊，脓肿也可能会自然破溃。倘若引流不畅，会反复发作。

所谓“前庭大腺囊肿”指前庭大腺的炎症较轻，仅引起腺管堵塞，分泌物不能排出，在大阴唇后部形成一鸽蛋大小的肿块，局部无红、肿、热、痛，患者也不发热，但在行走时会产生摩擦不适，也会有坠胀感。一般宜行前庭大腺切除术。

前庭大腺炎和前庭大腺囊肿的预防主要是注意外阴局部卫生，平时要勤洗外阴，勤换内裤。

常见的阴道炎种类

临床上最常见的阴道炎有霉菌性、滴虫性、非特异性、阴道嗜血杆菌性和老年性阴道炎。

（1）霉菌性和滴虫性阴道炎。霉菌性和滴虫性阴道炎分别由霉菌和滴虫引起。这两种阴道炎最为常见，表现也基本相同。主要是阴道，外阴奇痒，白带增多并有臭味，所不同的是霉菌性阴道炎的白带呈白色凝乳块状，滴虫性阴道炎白带呈黄色，带泡沫，质稀薄，有些阴道炎患者往往有滴虫和霉菌双重感染。

（2）非特异性和阴道嗜血杆菌性阴道炎。非特异性阴道炎由葡萄球菌、链球菌、大肠杆菌、变形杆菌等细菌引起，阴道嗜血杆菌性阴道炎由阴道嗜血杆菌引起。二者临床表现基本相同，主要是阴道分泌物增多，有臭味，阴道坠胀、灼热，可伴盆腔不适及全身乏力。

阴道炎的症状大致相同。鉴别主要依靠化验检查，治疗应根据不同的阴道炎分别采取不同的措施。

阴道炎重在预防，主要是注意局部卫生。另外，还要注意：洗澡宜淋浴；公共厕所改蹲式；集体生活不要互借浴盆和短裤；月经带一定要洗净并在阳光下晒干，阴道炎治愈前不要同房等。

一些妇女会患宫颈糜烂的原因

所谓“宫颈糜烂”实际上是一种慢性宫颈炎。正常育龄期妇女宫颈表面覆盖着复层鳞状上皮，宫颈炎症时表面的鳞状上皮脱落，被柱状上皮替代。由于柱状上皮比较薄，上皮下面的血管容易透出，看上去发红，便称为“糜烂”。

宫颈糜烂主要是由于机械性刺激或损伤所致，如性生活、流产、人工流产和分娩时宫颈损伤以及细菌侵袭等。另外，一些不适当的阴道用药，理化因素的不良刺激等也可造成宫颈糜烂。所以，已婚妇女慢性宫颈糜烂相当普遍。

轻度单纯性宫颈糜烂无特殊症状，也不必治疗。中度和重度糜烂会出现白带增多、白带带血、同房时点滴出血等现象，如炎症扩散，还可引起腰骶疼痛等，要请医生看一下，以排除其他疾病，并进行积极治疗。宫颈中度以上糜烂所引起的长期慢性刺激还会诱发宫颈癌，应引起警惕。

慢性盆腔炎的康复措施

细菌侵入女性盆腔内的生殖器官（包括子宫、卵巢、输卵管）及其周围的结缔组织所致的炎症统称为盆腔炎。慢性盆腔炎是妇科常见病，临床上常无明显的全身症状，但常感下腹坠胀、疼痛或腰酸背痛，有时可有低热、乏力，病程较长的还可出现神经衰弱症状。

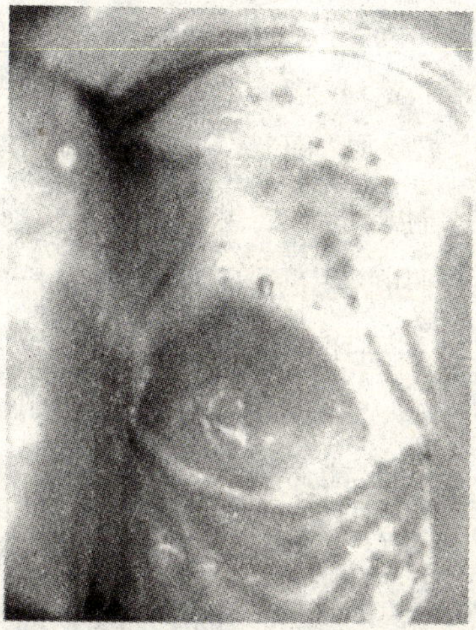

慢性盆腔炎对妇女的身心健康影响较大，必须及时治疗，其原则是：

（1）对急性盆腔炎应积极治疗，以防止转为慢性。

（2）加强体育锻炼，适当增加营养，增强机体抗病能力。

(3) 采用中医清热利湿、行气活血的疗法，内服与外敷相结合进行治疗。

(4) 物理透热疗法，如红外线、紫外线、超短波等；也可以土法理疗，如炒盐、热砖、热酒糟等热敷下腹部。

(5) 封闭疗法，普鲁卡因阴道侧穹窿封闭或骶前神经封闭。

(6) 组织疗法，注射胎盘组织液等。

(7) 手术治疗，有明显盆腔包块的应进行手术治疗。

女性生殖器官的常见肿瘤

女性生殖器官是肿瘤的好发部位，从体表的外阴到盆腔深处的卵巢、子宫都可发生不同类型的肿瘤，有数十种之多。现将较常见的肿瘤按部位列举如下：

(1) 子宫体。子宫肌瘤、子宫体癌（子宫内膜癌）、子宫肉瘤、葡萄胎、恶性葡萄胎、绒毛膜上皮癌。其中子宫肌瘤和葡萄胎属于良性肿瘤。

(2) 子宫颈。宫颈子宫肌瘤、宫颈癌。其中宫颈子宫肌瘤为良性肿瘤。

(3) 输卵管。主要是输卵管癌。输卵管良性肿瘤比较少见。

(4) 卵巢。卵巢囊肿、颗粒细胞瘤、卵泡膜细胞瘤、畸胎瘤、恶性畸胎瘤、继发性肿瘤。其中卵巢囊肿、畸胎瘤为良性肿瘤。继发性肿瘤不是卵巢本身生长的肿瘤，而是身体其他部位的恶性肿瘤转移到卵巢所致。

(5) 阴道。阴道癌、阴道囊肿。阴道囊肿为良性肿瘤。阴道肿瘤以恶性多见。

(6) 外阴。主要是外阴癌。外阴良性肿瘤，如乳头状瘤、纤维瘤等比较少见。

宫颈癌的早期表现

所谓“宫颈癌”，就是子宫颈上皮癌，最常见的是宫颈鳞状上皮癌。早期宫颈癌局限于上皮范围内，发展很慢，可停留10年之久才开始向外侵犯。患者可无自觉症状，临床检查与宫颈糜烂不易区别。但有些患者可有：

（1）接触性出血。性生活后或妇科检查后宫颈局部出血。这是因为癌肿组织血管较多，组织较脆。

（2）白带增多。这是癌肿组织刺激宫颈腺体、使其分泌增多所致。有时白带带血并有臭味。

（3）不规则阴道出血。这是癌肿破坏宫颈组织所致。

由于这些症状均为非特异性的，其他疾病也可引起类似现象，所以宫颈癌在早期往往被人疏忽。出现上述症状者，最好到医院检查一下，以便明确诊断、及时治疗。另外，妇女的定期普查是早期发现宫颈癌的一种有效方法。患了宫颈癌，只要能做到早期诊断、及时治疗，预后还是比较满意的。

子宫肌瘤的概念

子宫肌瘤是妇女生殖器官最常见的一种良性肿瘤，起源于子宫壁上的平滑肌组织。子宫肌瘤外面包有一层完整的被膜，瘤子就在被膜里生长，很少侵犯周围组织，也很少向其他器官转移。正常子宫壁分为三层，外面是一层浆膜，里面是一层黏膜，中间是一层很厚的肌肉，长在子宫外层，突出于浆膜的子宫肌瘤叫“浆膜下肌瘤”广长在肌层的叫“肌层内肌瘤”，长在子宫内层、突进子宫腔的叫

“黏膜下肌瘤”。长在宫颈部位的肌瘤叫“宫颈肌瘤”，比较少见。若几种子宫肌瘤同时存在，称“多发性肌瘤”。

子宫肌瘤的发病年龄大多在30岁以后。发病原因还不太清楚，可能与内分泌紊乱有关。绝经期后肌瘤不会增大，还有缩小的趋势。

子宫肌瘤一般无特殊症状，很多是在体检时偶然发现的。肌瘤较大时，可出现下腹部肿块，月经量过多或月经不规则，甚至会压迫膀胱和直肠引起排尿困难或大便秘结。

子宫肌瘤的手术治疗

对于肿瘤的治疗，一般均应采取手术切除。但对子宫肌瘤并不完全适用。如肌瘤不大、症状轻微的患者，可以暂不做手术，3～6个月复查一次，绝经期后肌瘤便会停止生长。但如有下列情况之一，必须立即手术切除：

（1）肌瘤较大，约新生儿头大小，或观察中明显增大者。

（2）肌瘤伴有月经过多或不规则出血引起严重贫血者。

（3）肌瘤压迫膀胱、直肠，引起排尿、排便困难者。

（4）确诊为黏膜下肌瘤者。

多数子宫肌瘤需剖腹行肌瘤剔出术、次全子宫切除术或子宫全切术。有些黏膜下肌瘤脱出子宫口外时，可用器械将蒂扭断，摘除肌瘤。

子宫肌瘤剔出术后还能怀孕

子宫肌瘤必须行手术治疗时，大多采用子宫全切除或子宫次全切除术。但对年轻而又无子女的患者，医生则会尽可能施行子宫肌瘤剔出术以保留子宫。但是，保留子宫并不一定能保证生育。这主要涉及到如下两个方面。

（1）影响妊娠的因素颇多，如果患者除了子宫肌症外还有其他不利于受孕的因素存在，如输卵管不通、排卵功能障碍，年龄偏大（40 岁以上）以及丈夫生育力低下等。此时，剔出术对保证患者的生育没有多大意义。

（2）某些妇女有肌瘤生长的倾向性。这些妇女在行肌瘤剔出术后又会生长出新的肌瘤，或剔出术时一些很小的肌瘤未被发现，术后很快长大。据统计，约 20% 左右的患者术后又有肌瘤生长。这样，也会妨碍受孕。

因此，子宫肌瘤剔出术为患者提供了相当大的生育机会，但并非每一位行剔出术的妇女都能生育子女。由于肌瘤剔出术会在子宫上留下瘢痕，所以在术后怀孕分娩时宜采用剖宫产。

常见的卵巢肿瘤

卵巢肿瘤是妇科常见的肿瘤，可发生于任何年龄，以 20～50 岁最为常见。卵巢肿瘤种类繁多，大致可分为以下五类：

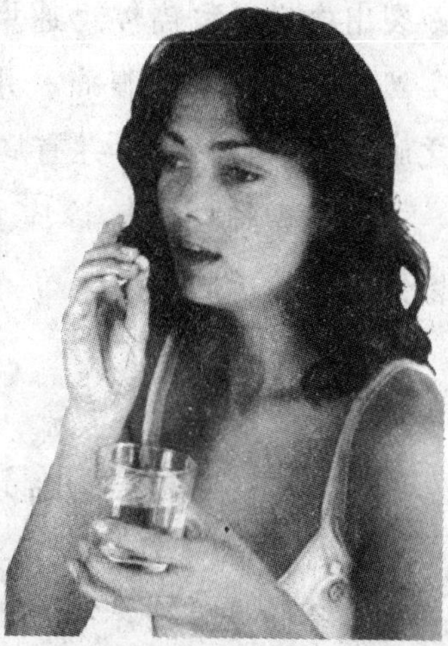

（1）发生于体腔上皮的肿瘤。这类肿瘤约占卵巢肿瘤的 60%～70%。常见的有：浆液性瘤、黏液性瘤、子宫内膜样瘤等，它们又可分良性、交界性及恶性三种。

（2）发生于生殖细胞的肿瘤。这类肿瘤约占卵巢肿瘤的 15%～20%，多见于青年妇女，主要有：畸胎瘤、无性细胞瘤、内胚窦瘤等。

(3) 发生于特异性间质的肿瘤。这类肿瘤约占卵巢肿瘤的5%。常见的有：颗粒细胞瘤、卵泡膜细胞瘤及纤维瘤。

(4) 发生于非特异性间质的肿瘤。此种肿瘤比较少见。主要有：血管瘤、平滑肌瘤、各种软组织肉瘤等。

(5) 转移性卵巢肿瘤。这种肿瘤比较少见。主要是库肯勃氏瘤（由胃肠道或乳腺转移而来）。

“卵巢囊肿蒂扭转”

卵巢囊肿是卵巢最常见的肿瘤之一，也是妇科最常见的一种疾病。有些中等大小的卵巢囊肿，有一条较长的蒂，且重力偏于一侧，常会发生蒂的扭转现象，少的半圈，多的可达几圈，一般为2～3圈。这种现象就称为“卵巢囊肿蒂扭转”。发生扭转的原因与腹压急剧变化、肠管蠕动亢进和囊肿的位置改变等有关。例如妊娠早期子宫体上升、产后子宫体下降以及患者体位突然变化等。

发生卵巢囊肿蒂扭转后，静脉回流受阻，瘤内高度充血，血管破裂出血，以致瘤体迅速增大，呈紫黑色，有时甚至破裂。患者可突然发生一侧剧烈腹痛，并有恶心、呕吐。腹部检查可扪及有压痛之肿块，张力较大，并有局限性肌紧张。

卵巢囊肿一经确诊应立即手术切除。切除前，不可回复扭转，以免发生栓子脱落。

葡萄胎治疗后要定期随访

葡萄胎是一种异常的妊娠，同时又是一种肿瘤。所以一经确诊，应立即清除宫腔。大多数患者清宫后会痊愈，但约有15%的患者会发展为绒毛膜上皮癌或恶性葡萄胎。目前，临床上还没有能预测葡萄胎是否可转变为恶性的可靠诊断方法，所以，只能进行严密的定期随访，一旦发现异常，立即进行治疗。

随访的内容主要有如下三项。

（1）观察有无不规则阴道出血或久治不愈的咳嗽或咯血。如有，可能为葡萄胎复发或有肺部转移。

（2）每两个月至半年胸透或摄片一次。

（3）血或尿绒毛膜促性腺激素测定，开始时每周一次，如免疫试验<100国际单位/升或放射免疫试验在20μg/毫升以下时，可改为每月或每两个月复查一次，半年后，改为每半年一次，并至少持续2年。

葡萄胎处理后2年内不应再次怀孕，避孕方法宜采用阴茎套或阴道隔膜法。因宫内节育器可能会混淆子宫出血原因，避孕药有促进滋养叶细胞生长的作用，故不宜采用。

黄体破裂的原因

卵巢排卵后，破裂的卵泡形成黄体。如果卵子未受精，黄体在一定的时候便会退化，变成白体，这种黄体称为“月经黄体”。如果卵子受精，黄体会继续维持至妊娠3个月左右，待胎盘形成并发挥功能后才消退，这种黄体称为“妊娠黄体”。所谓黄体破裂，就是指这两种黄体发生破裂，引起卵巢出血的现象。

为什么黄体会发生破裂？目前尚未找到真正的答案，可能与黄体本身有关。黄体血管化时期容易破裂，一般先内部出血，内压增加，再引起破裂，导致大出血。一些全身因素（如血液病、传染病、营养不良等）和局部因素（卵巢受冷、热或内分泌影响，剧烈运动，

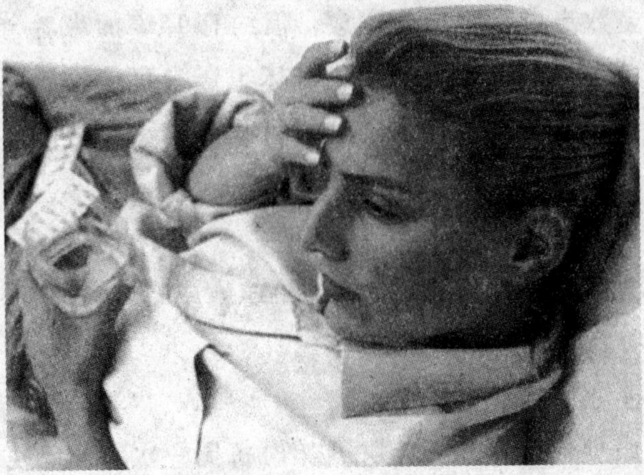

下腹碰撞，盆腔炎等）也可使黄体破裂。黄体破裂较多发生在未婚、有周期性痛经史的妇女。

黄体破裂后，如出血不多，症状就不会很明显，数天后会自行恢复，如果出血很多，病人会有腹痛、恶心、呕吐、低热、白细胞增高及内出血等症状和体征，甚至休克。黄体破裂在临床上往往与宫外孕和急性阑尾炎不易区别，有些需剖腹探查才能确诊。

子宫内膜异位症

我们知道，正常妇女子宫腔有一层内膜，称为子宫内膜。这层内膜从青春期到绝经期间，随每月一次的排卵会增长、分泌、脱落，形成月经从阴道排出。如果身体其他部位也有子宫内膜，并随排卵发生同样变化，就称为子宫内膜异位症。异位症发生的部位，大多在子宫肌层内，卵巢、输卵管的表面、宫颈、阴道、外阴以及腹部手术切口，也有发生在肺和其他部位的。

患子宫内膜异位症的妇女常有痛经、性交痛、月经变化和不孕等。这是因为异位的内膜也会发生周期性出血，但又不能像月经那样可以流出体外，并常伴有卵巢功能异常的缘故。

子宫内膜异位症的病因还不十分清楚，目前认为可能与下列因素有关：

（1）腹膜及卵巢上皮具有转化成与子宫内膜相似组织的潜在能力，当遇到某些刺激后就转化成异位的子宫内膜。

（2）经血流出受阻，破碎的子宫内膜随经血倒流入腹腔或进入子宫肌层并种植在那里。

（3）卵巢功能异常。

预防内膜异位主要是注意经期卫生，避免经期同房或做妇科检查，尽量避免做人工流产。

目前，子宫内膜异位症的治疗方法主要是使用孕激素的假孕疗法和手术治疗。

宫外孕的原因

我们知道，从受精卵发育成为胎儿的过程是发生在子宫腔中。如果受精卵不在子宫腔着床，而是在输卵管、卵巢、腹腔或子宫颈等处着床，就是宫外孕，医学上称为“异位妊娠”。最常见的宫外孕发生在输卵管，约占全部宫外孕的95%。

目前认为，宫外孕主要是输卵管功能不良，如输卵管因炎症发生粘连或先天发育不良、畸形等，以致精、卵在输卵管结合后运行受阻，至受精后7～8天尚未进入宫腔，于是种植在输卵管里。由于输卵管的内膜和肌层等比子宫要薄得多，孕卵发育到一定时候就会发生流产、出血或者破裂，于是引起母体腹腔内大出血，严重时可危及生命。

患宫外孕的妇女常有停经史，也可有早孕反应。如果在这段时间中突然发生一侧腹部剧痛，伴头晕、心慌、出汗、面色苍白、恶心、呕吐等情况，应想到是否发生了宫外孕并急送医院诊治。

“功能失调性子宫出血”

不规则子宫出血就是指月经周期不规则、月经期延长、出血量增多或在两次月经中间发生阴道流血。这种出血量有时很多，病人很快进入休克状态，有时虽然不太多，但经血淋漓不尽，从上一个月连续到下一个月。很多疾病可引起不规则子宫出血，如流产、生殖系统肿瘤、炎症、外伤以及全身出血性疾病等。除此之外，精神因素、环境和气候变化、营养不良、代谢紊乱等各种因素，也可干扰卵巢功能而引起子宫出血，就称为功能失调性子宫出血，简称“功血”。

功血在临床上可分为“无排卵性”和“有排卵性”两大类。青春期和更年期发生的功血多为“无排卵性”，育龄期发生的功血为“有排卵性”。

功血对妇女健康危害极大。如果是一次性大量出血，若不及时抢救，可危及生命，如果出血淋漓不尽，可造成慢性失血和严重贫血，也容易并发其他疾病。因此，宜及早诊治。

发生闭经的妇女种类

闭经就是没有月经。妇女在青春期前、孕期、哺乳期及绝经后没有月经，是正常的生理现象，否则就是病理性的闭经。通常把闭经分为“原发性闭经”和“继发性闭经”两大类。年满 18 岁仍然未来月经者，称为原发性闭经，已来过月经，超过 3 个月经周期或是超过 6 个月未来月经者，称为继发性闭经。常见的病理性闭经有以下五大类：

（1）子宫性闭经。如先天性无子宫、子宫发育不良、子宫内膜遭到破坏（结核或多次人工流产损伤所致）和宫腔粘连等。

（2）卵巢性闭经。如先天性无卵巢或卵巢发育不良、卵巢损坏、卵巢肿瘤及卵巢功能早衰等。

（3）垂体性闭经。如因产后大出血而致垂体损坏的席汉西蒙氏综合征，以及垂体前叶嫌色细胞瘤、垂体肿瘤等。

（4）丘脑下部性闭经。如精神紧张、忧虑、环境变迁，全身消耗性疾病（如结核、严重贫血、严重营养不良等），闭经溢乳综合征，多囊卵巢综合征和过度肥胖等。

（5）其他。甲状腺或肾上腺皮质功能失调，某些药物影响等。

闭经的检查和治疗方法

引起闭经的病因众多，检查方法比较复杂，治疗也比较麻烦。闭经的检查一般可从以下几个方面进行：

（1）病史和体格检查。详尽的病史和全面的体格检查（包括妇科检查），往往可提供和发现引起闭经的某些重要线索。

（2）诊断性刮宫和子宫输卵管碘油造影。可了解子宫内膜、宫腔及输卵管的情况。

（3）腹腔镜检查。可观察盆腔器官情况，还可做卵巢组织检查。

（4）孕激素试验和雌激素试验。可判断患者闭经程度及子宫内膜是否对激素发生反应。

（5）阴道涂片、宫颈黏液检查、基础体温测定和血中性激素测定可了解卵巢功能。

（6）血、尿垂体激素测定，垂体兴奋试验，蝶鞍摄片等可了解闭经的部位在垂体还是在下丘脑。

（7）其他。血染色体检查，甲状腺素、肾上腺皮质激素测定等，可以了解体内其他内分泌腺是否对闭经有影响。

闭经的治疗主要是针对病因进行。对闭经本身的治疗原则是：通经，调节月经周期，诱发排卵。如果患者是年近更年期的妇女，则只需通经、调节月经周期。如有宫腔粘连，宜扩张宫腔、分离粘连，然后放置宫内节育器，以防重新粘连，待月经复潮后2~3个月取出。

妇女急性下腹痛见原因

急性下腹痛是妇女的常见症状，大多是妇科疾病所致，主要有下列情况：

（1）内生殖器炎症。疼痛发生缓慢而逐渐加剧，常为两侧下腹持续性钝痛，可伴畏寒、发热。

（2）恶性肿瘤。疼痛发生缓慢但逐渐加剧，疼痛呈顽固性，难以忍受，如病变涉及宫颈和子宫，疼痛可放射至腰骶部，如发生肿瘤破裂，可为撕裂性锐痛。

（3）卵巢囊肿蒂扭转。突然腹痛，常为一侧，可放射至腹股沟和大腿内侧。常伴有停经史，有时有恶心、呕吐。

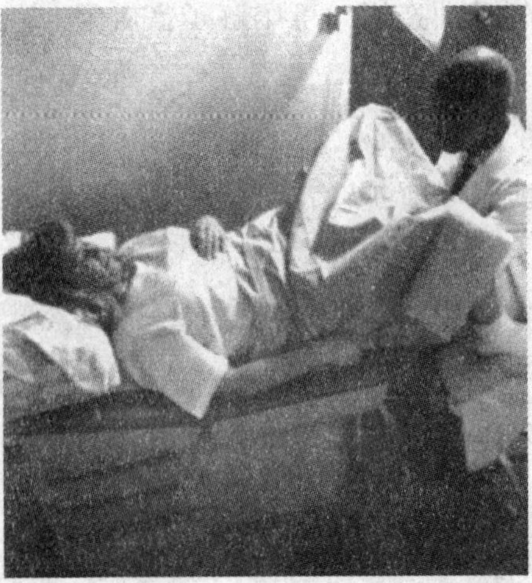

（4）卵巢囊肿破裂。表现为突然发作的撕裂性下腹锐痛，有时可为全腹痛。

（5）输卵管妊娠破裂或流产。腹痛反复发生并伴有阵发性加剧，疼痛常涉及整个小腹部，有时也可为全腹痛，内出血多时会发生休克。

(6) 腹腔积液。常为持续性钝痛，如为内出血，疼痛可放射至肩部，并有肛门坠胀感，严重的可发生休克。

(7) 子宫、输卵管强烈收缩。表现为阵发性绞痛。

(8) 排卵痛一般为一侧下腹隐痛，在两次月经中间出现。

(9) 痛经，子宫内膜异位症。腹痛发生在月经期。

(10) 经血排出受阻。如生殖道畸形，术后宫腔，宫颈黏连等，致经血排出受阻，表现为呈周期性的下腹坠痛。

除此之外，其他疾病如急性阑尾炎、输尿管结石等，也会引起下腹痛，应予以注意。

多囊性卵巢综合征

多囊性卵巢综合征不是一个单独的疾病而是一系列临床症状及体征的总称。它常表现为月经稀少、闭经，排卵障碍性不孕、可伴有多毛、肥胖或乳房发育不良等。患者的双侧卵巢增大、包膜增厚并含有多个囊状卵泡，故名多囊性卵巢。引起多囊性卵巢综合征的原因比较复杂，至今尚无定论，可能与激素代谢紊乱有关。

多囊性卵巢综合征的诊断，除妇科检查有时可扪及两侧增大的卵巢外，常易漏诊。如怀疑本病，可用盆腔充气造影（或称气腹造影）或妇科双重造影（即子宫输卵管造影和盆腔充气造影同时进行)，也可通过 B 型超声波检查以显示增大的卵巢，必要时可通过腹腔镜直视检查以明确诊断。本病的治疗主要是恢复有排卵的正常月经周期。一般首选克罗米芬、亦可和人绝经期促性腺激素、人绒毛膜促性腺激素合用，效果更佳。如药物治疗无效，可行卵巢楔形切除术以降低卵巢内压力，改善卵巢血液循环，有利于恢复排卵功能。

女性生殖器官常见的畸形

常见的女性生殖器官畸形主要有如下几种：

（1）处女膜先天性闭锁（无孔处女膜）。

（2）阴道横隔。正常的阴道是一管状器官，上连宫颈，下开口于外阴。阴道横隔是在阴道上 1/3 处有一隔膜，多数有孔，称为部分性阴道横隔，如果无孔，则为完全性阴道横隔。因完全性阴道横隔使经血不能流出，所以患者很早就会到医院就诊。部分性阴道横隔则不影响经血排出，也不影响性交和受孕，但因可能影响分娩，故也应切除。

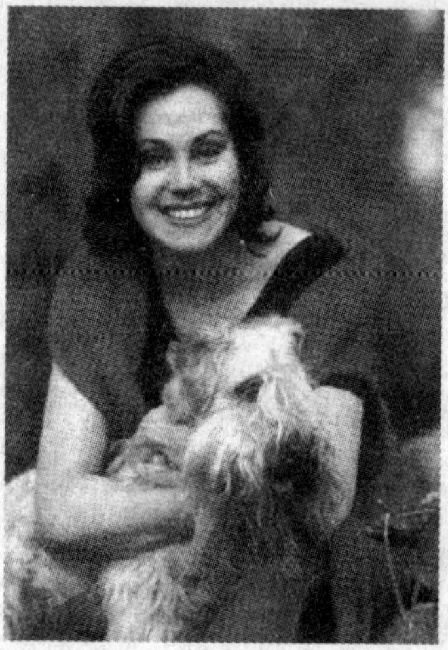

（3）阴道纵隔。所谓纵隔，就是阴道纵向一分为二，也有完全性和不完全性两种。完全性者往往有两个阴道口、两个宫颈，不影响性生活、怀孕和分娩。不完全性的不影响性生活和怀孕，但可影响分娩，宜作切除。

（4）子宫发育异常。类型很多，主要有：幼稚子宫（发育不全）、双子宫、单角子宫、纵隔子宫等等。子宫发育异常者容易流产、难产或产后出血，需根据实际情况进行治疗。

两性畸形的变性手术

两性畸形的治疗原则是：明确诊断，帮助患者以某一正常性别（女性或男性）在社会上生活。在帮助患者选择性别时，应作全面考虑。一般应按社会教养、本人愿望及内外生殖器畸形程度，结合性染色体（XX 或 XY）、性腺（卵巢或睾丸）、第二性征等综合平衡，不应强调某一方面，而否认其他方面。例如，睾丸女性化患者，性染色体为 XY，体内有睾丸，但身体外表与女性完全一样，从小当女孩抚养，患者本人也要求选择女性生活，那么，就不要过分强调患者本质是男性（性染色体为 XY，性腺为睾丸等），而应手术切除体内的睾丸，让患者作为女性公民在社会上生活。因此，变性手术应在全面考虑后决定性别。临床上，多数两性畸形比较容易选择女性。

变性手术后通常不会有什么变化，有些不足之处尚可给予外源性性激素或其他药物维持。但是也有少数例外。我国首都医院曾报道过 8 例真两性畸形病人，其中 5 例改体男性，3 例改体做女性，5 例男性中有一例成年后乳房发育，又改作女性。

诊断“性早熟”的标准

不少家长，尤其是做母亲的，发现自己的女孩比自己小时候提早出现来月经和乳房发育现象，就很着急，很想知道自己的孩子是否发生了性早熟。此外，一些家长盲目给孩子服用过多的人参蜂王浆类补品，也会使孩子出现上述情况，所以，要明确是否是性早熟很有必要。可谓性早熟，是指在正常性发育年龄以前出现第二性征，即乳房发育，阴毛、腋毛出现，身高、体重迅速增长，外生殖器发育，有些甚至还具有生育功能。女性比较多见。

由于近百年来各国青少年发育都有提前趋势，而且正常性发育开始的年龄个体差异颇大，诊断性早熟的标准也不尽相同。目前，我国一般认为，女孩在 8 岁前第二性征发育或 10 岁前月经来潮；男孩在 10 岁前开始性发育，可诊断为性早熟。

防治性早熟对策

性早熟严重影响患儿的身心健康。这些儿童的身体已经发育，但智力基本处于同龄儿童阶段；女性性早熟更易成为性攻击的牺牲品，甚至发生妊娠，有些性早熟还可能由肿瘤所引起，如不及时处理，可危及生命。所以，必须认真对待。一般的防治措施有下列几点：

（1）不过分溺爱孩子，在性发育成熟前不给孩子吃人参、蜂王浆等滋补品。

（2）妥善保管药品，特别是避孕药类，以免孩子误服出现外源性性早熟。还要教育孩子不随便乱服药。

（3）提倡父母自己给孩子洗澡。很多性早熟是在洗澡时首先发现而就诊的。

（4）如出现性早熟迹象，如乳头开始增大、颜色变深，阴部有短毛等，应立即到医院就诊，切莫贻误。尽量明确诊断，针对病因治疗。

（5）如确诊是肿瘤引起，宜尽快手术。

（6）体质性性早熟患儿，可在医生指导下服用一些药物，抑制性发育，直至8~10岁以后。

（7）对就诊较晚的性早熟患者，就不宜再用药物控制，而是要加强思想教育，并注意保护其不受社会上性攻击的侵害。

尿道肉阜的原因

所谓尿道肉阜，就是在女性尿道口有一至数个大小不一的鲜红色突起，一般如米粒或黄豆般大小，表面光滑，质脆软，稍稍碰触便会出血。这种女性尿道口良性息肉样组织，主要是因局部慢性刺激或慢性炎症引起的，如性交时擦伤，分娩、阴道局部不清洁等，也可因尿道黏膜脱垂或外翻、继发损伤及感染所致。

育龄期妇女及更年期、老年期妇女均可患尿道肉阜。轻者可无症状，或稍感局部疼痛，并因此易引起注意，或在妇科检查时偶尔被发现。有些患者则可在排尿、行走或被衣裤摩擦时出现烧灼性疼痛，并可有少量出血。当尿道肉阜逐渐增大时，也可引起尿频、排尿不通畅或尿流转向。

尿道肉阜与早期癌肿常不易区别，因此宜作切除，并送病理检查，以明确诊断。

女性“盆腔包块”的原因

女性盆腔包块的主要原因不外乎妊娠、肿瘤和炎症三个方面。从发生的来源部位来分，最常见的是来自于子宫、卵巢，输卵管，也可来源于盆腔其他器官或组织，如阑尾、肠道、膀胱以及腹膜后组织等。

（1）来自子宫的包块。

①妊娠子宫：早孕时均匀增大，质软；妊娠月份大时可触及胎体，听到胎心音。

②葡萄胎：有停经史，子宫大于停经月份，并有阴道出血。

③子宫肌腺瘤：常有进行性加重的痛经。

④子宫体癌：多发生在绝经后，伴阴道流血、白带多。

⑤子宫积脓：子宫增大，伴发热和腹痛。

⑥子宫积血：主要是处女膜先天性闭锁引起，并有周期性下腹痛。

（2）来自附件的包块。

①卵巢囊肿：包块位于下腹一侧，囊性，与子宫不相连，活动度大，生长缓慢。

②卵巢癌：包块呈实质性，生长迅速。

③输卵管积水或输卵管卵巢囊肿：可有双侧囊性包块，不规则，壁薄，活动差，如伴高热、腹痛、白细胞计数增高，则为输卵管积脓或卵巢脓肿。

④结核性盆腔炎：盆腔内可摸到包块并常伴有月经稀少、闭经和不孕。

⑤陈旧性宫外孕：这种包块往往质韧，会把子宫推向一边，并有停经史、不规则阴道出血和急腹痛史。

（3）其他：阑尾脓肿、肠系膜肿瘤、晚期结肠和直肠癌等都会引起包块。

女性性功能障碍的表现

女性的性功能障碍并不少见，但不少妇女，尤其是生育过孩子的妇女觉得根本无所谓。事实上，这往往是造成一些家庭不和睦和妇科疾病的原因之一。女性性功能障碍大致有下列一些表现。

（1）性冷淡。即对丈夫的亲昵、爱抚和性交不发生兴趣，更没有愉快感，认为这些仅是做妻子的“义务”而敷衍应付，甚至回避拒绝。性冷淡的主要原因是心理性的。

（2）无性高潮。性交会使女性产生兴奋，到一定程度时会突然出现阴道、外阴及骨盆底部肌肉的难以控制的节律性收缩，每隔0.8秒收缩一次，连续3～10次，并随着这种收缩而出现高度快感。但一些妇女不出现上述的这种高潮。这既有心理性因素，也有生理性因素。

(3) 阴道痉挛。即当男方的阴茎即将插入阴道时发生阴道下1/3段的肌肉，包括外阴、阴道、会阴、骨盆底肌肉的不自主的强烈收缩，将阴道口紧闭，使男方的阴茎无法进入。阴道痉挛的大多数原因是心理性的。

(4) 性交痛。即在性交过程中出现阴道及某些下腹部位疼痛，程度有轻有重。性交痛的出现既有精神因素，又有妇女生殖器病变的原因。

有以上这些性功能障碍的妇女应去妇科门诊进行检查，并根据不同病因分别治疗。

鉴别假孕的要点

假孕，又称“想象妊娠”，是指因盼子心切（或畏惧妊娠）而自以为怀孕并出现某些与妊娠相类似的症状和体征，但实际上并未妊娠。此症多见于多年不孕的中年妇女。

假孕妇女会出现与妊娠相似的征象，如停经、恶心、呕吐，偏食等早孕反应，乳房增大，乳头、乳晕色素加深，并可出现泌乳，自觉腹部膨胀、自感胎动等。这些现象主要是由于盼子的迫切希望反复、经常、顽固地出现，形成强烈的精神刺激，达到一定限度后，通过大脑皮层一系列复杂反应，引起体内某些神经，体液的改变而产生的。

鉴别假孕主要有如下四个要点。

(1) 妇科检查。子宫大小正常即可排除妊娠。

(2) 黄体酮试验。用药后如出现阴道出血也可排除妊娠。

(3) 各种妊娠试验和B型超声波检查。可区分真孕或假孕。

(4) 腹部听诊或超声多普勒检查。也可区分真孕或假孕。

自我检查乳房的方法

凡 30 岁以上的妇女，最好每个月作一次自我乳房检查。这对于早期发现乳房疾病大有好处。

（1）检查的时间。最好在乳房充血最少的两次月经中期进行。

（2）检查的方法。选择光线充足处，脱去上衣，使两乳充分暴露，然后用手指平贴在乳腺皮肤上轻轻触按，千万不要用手指大把抓，以免将乳腺组织误认为肿块。

（3）检查的步骤。

①立于镜子前，观察乳房大小、形态，乳头有无凹陷及抬高，乳房皮肤有无凹陷及溃破。再作双手高举过头，双手叉腰等姿势继续观察。

②卧于床上，取仰卧位，左手举过头，使乳房平铺在胸壁上，以右手检查左乳房内上侧。再自锁骨下方开始，检查内下侧，再由下而上检查外下侧，再检查外上侧和乳头下部。最后，将右手手指按在腋窝深处，左手掌放下紧靠身边，扪摸左腋窝有无肿大的淋巴结。

检查一侧完毕后，用同样方法检查另一侧乳房。

如摸到有肿块，应请医生进一步诊治。

乳腺癌早期症状

乳腺癌是妇科常见肿瘤之一。据统计，每年每 10 万个妇女中就有 2. 61 人死于此病。但如能早期发现，早做治疗，绝大多数乳腺癌是可以治愈，患者也是可重返工作岗位的。因此，每个妇女都应知道乳腺癌的早期症状，以利于早发现、早治疗。

（1）乳房肿块。肿块有大有小，形状不规则，偏于圆形或长圆形，与正常组织边界不清楚，不光滑。质地较坚硬，早期较小能被手指推动，后期则不易被推动。肿块部位以乳房外上方为多，但有乳腺的各部分均可生长。

（2）疼痛不典型。大多数人无疼痛感觉，只有少数人有不同程度局部疼痛。主要为隐痛、钝痛、牵拉痛或针刺样痛，多数为阵发性，晚期才出现持续性痛。

（3）乳房皮肤改变。由于癌肿易与表皮粘连，皮肤可出现凹陷，象酒窝，称为“酒窝症”。用手指提起粘连的皮肤，汗毛孔清晰可见，如橘子皮样。

（4）乳房轮廓改变。即正常乳房的弧形，在发生乳腺癌时可发生缺损或异常。

（5）乳头溢液。不多见，仅占5%。以血性浆液最多，有溢液者应迅速去医院作溢液涂片检查。

（6）乳头改变。即原先正常无内陷的乳头发生逐渐加重的凹缩和固定。

（7）腋下淋巴结肿大。有60%的乳腺癌病人可有腋下淋巴结转移，故应经常注意触摸腋下。

如发现有以上一些可疑情况时，应去医院请医生进一步诊治。

乳腺癌手术后还能过性生活

一些妇女因患乳腺癌动了手术，以后便自我约束，认为不能再过性生活了。其实，对这个问题应该有个正确的认识。

（1）医生和病人都应作全面正确考虑。一些医生考虑的只是病人的治疗方案，以及药物和放射治疗反应的处理问题，根本不注意病人的性生活问题；一些病人，尽管性欲没有消灭，但肿瘤的阴影把她们笼罩在绝望之中，无心考虑性生活问题。这些心理活动必然会影响病人的生活，因此必须作全面的正确考虑。

（2）乳腺癌手术不会影响性欲。大量事实说明，妇女在乳腺癌手术后性兴趣、性高潮不会发生明显改变。性医学专家们做过调查，大约有1/2的病人出院一个月后便恢复了性生活，约1/3的妇女可维持手术前性活动水平，而性活动次数减少的妇女，手术前的性活动往往是以刺激乳房为主的，因此影响比较明显。

（3）适当的性生活对病人有利。适当的性生活有利于使保存性功能的乳腺癌术后病人体验到自我的存在，使她们精神放松，对生活充满自信。这对于缓解病情，延长生存期，提高疗效是有积极意义的。

阴道涂片检查的方法

阴道涂片是妇产科常用的一种检查方法。阴道涂片的方法有两种：①刮片法，即用扩阴器暴露阴道和宫颈后，在需要取细胞的地方用刮片或棉签轻轻刮一下，把标本在玻璃片上涂匀并干燥后进行染色，然后在显微镜下检查。这种方法适用于已婚妇女。②吸取法，即用一细长玻璃吸管轻轻伸入阴道后穹窿处吸取排液，制片染色同上。这种方法适用于未婚妇女。

阴道涂片主要应用于两个方面：

（1）生殖道恶性肿瘤的细胞检查。如子宫颈癌、阴道癌、子宫内膜癌及输卵管癌等。

（2）内分泌性激素的衡量。主要是观察雌激素对阴道上皮的影响。阴道涂片对月经失调、闭经、不孕、性早熟等及所有与内分泌有关的妇科疾病均有辅助诊断的作用。

阴道涂片具有简单、迅速、无痛苦、经济等优点，但也有其局限性。由于阴道与外界相通，各种干扰因素较多，在防癌普查中只能初步说明有否癌症，不能确定部位，也不能了解有无浸润，最后诊断必须依靠活体检查。同样，在内分泌检查中，只能反映各种不同激素的综合作用，而不能把其他不同激素的影响分别表现出来，更不能用以说明体内内分泌变化的全面情况。应需要参照其他检查结果来得出结论。

双侧卵巢切除后的激素替代疗法

妇女因某些疾病不得不把双侧卵巢切除，术后患者往往要在较长时间里忍受更年期综合征的痛苦，甚至在相当长的一段时间里工作和生活会受到影响，而且，在双侧卵巢切除的妇女中，冠状动脉粥样硬化和骨质疏松症较自然绝经者要高。因此，必须给予内分泌治疗。激素替代疗法通常有如下几种：

（1）单纯雌激素疗法。乙底酚 0.5 毫克，每日一次，每月服用 20 天，或尼尔雌醇片 5 毫克，每月服一次，稳定后可改用每月 2 毫克。

（2）人工周期疗法。乙底酚 0.5 毫克（或 1 毫克），每日一次，每月服用 20 天；在最后 5 天里，每天加用肌肉注射黄体酮 10 毫克。

（3）乙底酚 + 甲基睾丸素。如果是因恶性肿瘤而把双侧卵巢切除的妇女，每天可用乙底酚 0.25 ~ 0.5 毫克加甲基睾丸素 5 ~ 10 毫克，每月 20 天。

总之，双侧卵巢切除后的激素替代疗法并不是一件简单的事，要在医生指导下，根据每个人的实际情况进行。

癔病的个性特征

癔病是神经官能症的一种，女性较多发生。病人常有阵发性昏厥、朦胧、精神错乱、哭笑无常、乱唱乱骂等症状。患癔病的妇女常有以下一些个性特征：

（1）情感活动强烈而多变。常有喜怒无常，为区区小事而容易吵闹的特点。

（2）行为做作、曲折地表达心理需要。病人总是冲着家人或与其有利害关系的人发作。在场的人越关心她，其发作就越凶。主要是希望从中获取更多的精神满足，但其行为又是不太自觉的。

（3）易受暗示，善于模仿。不论各人的发病情况怎样，其各种症状几乎都是随着内在暗示而变换。医生也就可根据这个特点进行各种暗示疗法，常能取得戏剧性的效果。

（4）丰富的幻想。病人的智力好，情感丰富，但理解力、逻辑思维能力往往不强。思考问题时喜欢借助不切实际的幻想、空想，不能很好地区别现实与幻想的界限，以致将现实与幻想混淆。

（5）以自我为中心。在生活中易把自己作为中心，因为她们对自己的一切最关心、最熟悉，而对别人考虑得较少，形成以自我为中心的性格。

有癔病的人，即使在其不发病时，上述的这些性格特征在不同场合也会有较明显的表现。

特发性水肿的原因

有些妇女（主要是20～50岁的妇女）常会莫名其妙地发生水

肿，这种水肿的特点是在晨起即有轻度的眼皮、颜面浮肿，穿鞋时感觉脚不舒服，起床活动后下肢可出现凹陷骨水肿，劳累和体力活动时加重，休息时及平卧时减轻。不少妇女以为自己得了肾炎，要求诊治。往往反复查后并无肾炎所致的肾功能异常，实际上这就是特发性水肿，容易发生在情绪不稳定、神经官能症和体态肥胖的妇女。患此病的妇女除全身有浮肿外，还常伴有头晕、精神紧张、易激怒烦躁、周身乏力、月经失调及其他植物神经功能紊乱的表现。

特发性水肿除了令人烦恼外，对病人没有什么危险。常因情绪或环境改善而自行痊愈。治疗的办法有以下几种：

（1）控制饮食。减少盐、糖、脂肪摄入量，肥胖者应使体重减至正常，防止精神创伤，经常站立者可穿过膝长筒弹力袜。

（2）药物治疗。口服苯丙胺，每次 5 毫克，一日 2 次。双氢克尿塞 12.5 ~ 25 毫克与氨苯蝶啶 25 ~ 50 毫克同服，一日 3 次。或根据水肿情况，小剂量、间断性服药，使尿量每天保持在 1000 ~ 1500 毫升为宜。还可服些维生素 B_1、B_2 和维生素 C。

第三章　孕产期护理

克服“孕吐”的方法

怀孕1~2个月时，一些孕妇会出现不同程度的恶心、呕吐，同时伴有头晕、目眩、全身发软等不适，这就是妊娠反应，俗称“孕吐”。孕吐不是病，而是怀孕后体内一系列激素代谢变化和生理改变的表现，一般不需要治疗。对于孕吐目前还没有什么特效药，但对一些症状较明显者，下列一些办法不妨一试：

（1）精神上要乐观。注意情绪稳定，避免紧张、激动、忧虑等不良刺激，家属应给予精神安慰。孕吐一般以清晨为重，因此，起床后宜先散散步、听听音乐，以调节情绪，分散注意力。

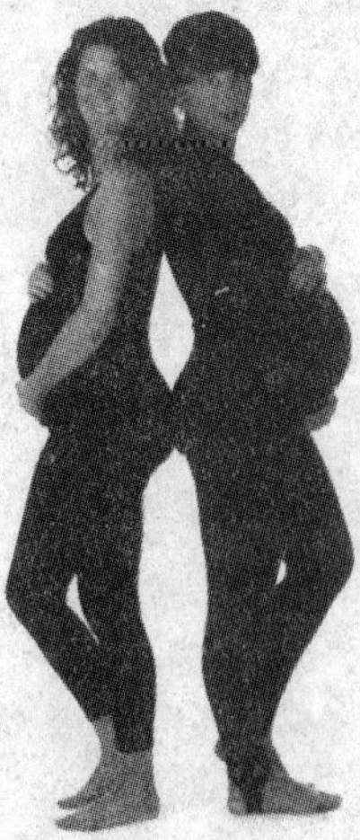

（2）饮食调理。可多食些带酸味或咸味的食物，饮食以易消化和吸收为原则。也有人介绍吃不加油盐调料烧的新鲜鲤鱼，对孕吐很有效，而且吃时感到香甜可口。

（3）适当用药。一般可服用维生素B_1、B_6、复合维生素B或维生素C中的1~2种。每次一片，每日2~3次。

（4）穴位按摩。孕吐明显时，用手指按摩双侧内关穴和足三里穴，每次持续做 20 ~ 30 秒。

孕吐一般在怀孕 12 ~ 14 周左右会自然减轻或消失。但个别孕妇呕吐过剧，造成脱水时，应去医院诊治。

应看医生的孕早期症状

怀孕早期，由于体内的内分泌和代谢的变化，孕妇可以出现一些生理性改变，表现为停经、孕吐、尿频、乳房胀、乳晕变深等。这些症状属于正常现象，不必紧张。但少数孕妇可出现以下异常症状，应引起重视：

（1）腹痛。孕早期出现突然的小腹痛，伴有恶心、呕吐、昏厥，这是宫外孕的危险信号，应急送医院治疗。

（2）阴道流血。少量的阴道流血往往是流产的先兆，但流血量较大，超过了正常月经量时，常意味着胎儿已经死亡。

（3）孕吐过剧。孕早期孕妇在晨间出现恶心、呕吐是正常的。但少数孕妇呕吐剧烈，甚至滴水不进，一吃就吐，可造成脱水和电解质紊乱。如时间延续到怀孕第 3 个月以后，会导致肝脏受损等，对孕妇和胎儿极为不利，应去医院诊治。

（4）子宫增大过快。如子宫增大的速度明显超过了正常妊娠的月份，除了考虑多胎妊娠外，要警惕羊水过多和葡萄胎的发生，应去医院检查。

双胎妊娠的孕妇应注意的事项

一次妊娠能得到两个孩子是喜事，但又带来新的问题，即孕妇并发症多，胎儿、新生儿的危险性大，主要表现为：

(1) 对母体的不利。早孕症状比较重而持久，易致孕妇下肢浮肿和静脉曲张；孕妇易出现缺铁性贫血，发生妊娠高血压综合征和羊水过多的机会增多，有时还会造成前置胎盘，引起产前流血。

(2) 对分娩不利。产程比较长，胎盘易早剥，子宫收缩乏力，使产妇阴道流血增多。并且此类孕妇抵抗力差，容易并发产褥感染。

(3) 对胎儿、新生儿不利。易发生早产和难产。

针对上述情况，双胎妊娠的孕妇应注意以下两方面的问题：

(1) 加强营养和休息。双胎需要更多的营养，故孕妇应特别多吃些富于营养的食品，如肉、禽类、豆制品和动物内脏等，适当补充钙、铁等元素和维生素。此外，睡眠也要保证。

(2) 加强产前检查。应增加产前检查的次数，以便及早发现不正常的征兆，有利于及时采取措施。此外，应早住院待产，以保证出现意外情况时能及时处理。

妇科检查不会引起流产

妇女怀孕以后定期作产前检查是为了母子的健康。有时为了弄清怀孕的情况需作一些妇科检查，不少孕妇对此不理解，甚至认为孕妇做妇科检查会引起流产，因而会拒绝医生的检查。其实，这种想法是错误的。

引起流产的原因很多，有胚胎本身因素，孕妇因素，母子血型不合，也可因孕妇腹部受暴力外伤、重体力劳动、性交、精神创伤、情绪波动以及高温、微波、噪音、放射线等刺激而引起流产。通常，在早孕时作妇科检查是通过阴道、腹部双合诊了解子宫的大小和质地，以确诊是否早孕。在有宫外孕或附件肿块可疑时，更必须进行此项检查以尽早诊断，及时处理。医生在做妇科检查时，尤其是考虑到有妊娠可能时，动作会很轻柔，所以妇科检查既不会影响胚胎发育，也不会造成流产机会的增加。所以不必顾虑，当医生认为必须通过妇科检查才能作出诊断时，孕妇就应该主动接受检查并采取合作的态度，精神不要紧张，腹部应该放松，这样可以使检查顺利进行，有利于准确查出病变所在。如果已经存在某些早产因素，流产也就无法避免。有时在妇科检查后发生了流产，但这只不过是偶然的巧合，不能归咎于妇科检查，更不应责怪医生。

孕妇服药原则

同正常人一样，孕妇也会患上各种疾病。孕妇服药后，药物会通过胎盘进入胎儿体内，有些药物在胎儿体内的浓度还相当高，其中的一些药物会影响胎儿器官的发育而致胎儿畸形，尤其是怀孕 3 ~ 8 周时药物影响最大。因此，对孕妇的用药应采取谨慎的态度。但有些孕妇却片面地认为，凡是药物都会损伤胎儿，所以对医生开给的药物一概不用。事实上，有些疾病如不及时治疗，反会加速疾病本身对孕妇身体的危害，并继而影响胎儿。因此，孕妇用药应是既慎重，又不能绝对回避。孕妇用药可参照下列原则：

（1）任何药物（包括中药）的应用均应在医生的指导下服用。

（2）能少用的药物，则不多用，可用可不用的，则不用。

（3）必须用药时，应尽可能选择对胎儿无损害或影响小的药物，如因治疗需要而必须较长期应用某种药物而该药又会导致胎儿畸形，则应终止妊娠。

（4）切忌自己滥用药物或听信“偏方”“秘方”，以防止发生意外。

（5）避免随便使用不了解的新药。

（6）根据治疗效果，注意随时减药和停药。

孕妇不宜服用中药

药物对孕妇的影响主要涉及孕妇本人和胎儿两方面，而重点是胎儿。凡影响这两方面的中药都应禁用或慎用。对孕妇来说，主要应禁服活血破气、滑利攻下、芳香渗透和大热大毒类中药。

（1）活血破气类。“活血”使血循环加速，迫血下溢，促胎外出；“破气”会使气行逆乱，气乱则无力固胎。属于这一类的药物有桃仁、红花、三棱、莪术、泽兰、苏木、刘寄奴、益母草、牛膝、水蛭、虻虫、乳香和没药等。

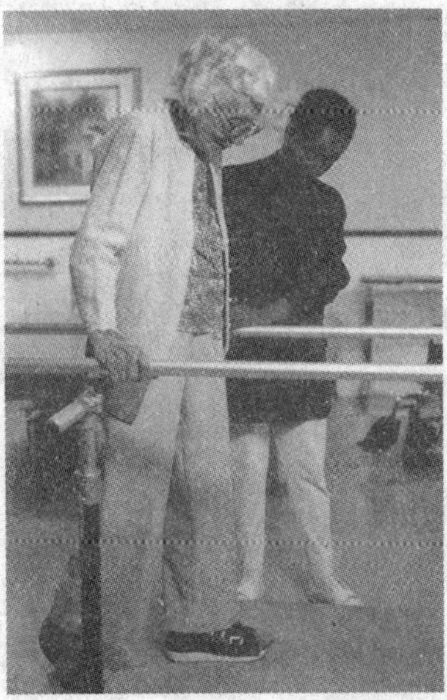

（2）利下降类。这类中药往往具有通利小便、泻下通府的作用，常会伤阴耗气。阴伤则会使胎失所养、气伤则胎失固摄。属于这一类的药物有滑石、冬葵子、甘遂、大戟、芫花、薏苡仁、薏苡根、巴豆、牵牛子（黑白丑）和木通等。

（3）大辛大热类。辛热之药常迫血妄行、辛热而燥，燥能伤津，造成堕胎的危险。属于这类的有附子、肉桂、川乌、草乌等。

（4）芳香渗透类。这类中药辛温香燥，有疏通气机作用。气行则血行，也有迫胎外出之弊。属于这类的有麝香、草果、丁香和降香等。

（5）有毒类。如水银、硫黄等，它们都会直接损伤胎儿。

孕妇应慎用或禁用的中成药

一些人认为做成了成药的中药，对孕妇和胎儿可能比较安全。其实不然，由于中成药的成分比较复杂，含有多种中药，又常不以其中所含的中药直接命名，因此在服用时应该慎重。对孕妇来说有些中成药应禁止使用，而另一些中成药应在考虑病情需要和利弊得失后谨慎使用。

（1）应禁用的中成药。主要有牛黄解毒丸、大活络丸、小活络丸、牛黄清心丸、紫金丹、黑锡丹、开胸顺气丸、复方当归注射液、风湿跌打酒、十滴水、小金丹、玉真散、失笑散和苏合香丸等。

（2）应慎用的中成药。主要有上清丸、藿香正气丸、防风通圣丸，蛇胆半夏末。

对有些中成药，一时难以明确是否不利于妊娠的，可去医院征询有经验的中医师。

孕妇选用抗生素的窍门

妊娠期，孕妇的免疫功能有所降低，易发生呼吸道，泌尿道、胃肠道和羊膜腔感染，患上述疾病的孕妇应该选用抗生素治疗。但有些抗生素对孕妇和胎儿不利，因此正确选用抗生素很重要。

（1）首选的抗生素。有青霉素、先锋霉素、红霉素和洁霉素。

青霉素：能进入胎儿体内，只要不引起过敏反应，对胎儿无不良影响。

先锋霉素：也称头孢立新，对胎儿无不良影响，除个别肾功能不好的孕妇外，均可选用。

红霉素：可在青霉素过敏时选用，不容易通过胎盘，对胎儿影响极小。

洁霉素：作用与红霉素相似，虽可进入胎儿体内，但至今尚未发现不利于胎儿的影响。

（2）应慎用的抗生素。有卡那霉素、庆大霉素、磺胺药和利福平等。

卡那霉素、庆大霉素有可能影响胎儿神经系统发育，尤其是听觉神经。必要时可短期应用。

磺胺药：容易进入胎儿体内，孕早期可能影响胎儿器官发育而致畸，故应慎用，孕晚期易致胎儿溶血性贫血，应禁用。

利福平：在胎儿体内的血浓度可很高，有致畸作用，孕早期应忌用。

（3）应禁用的抗生素。有链霉素、氯霉素和四环素等。

链霉素：有可能造成胎儿听觉功能的异常。

氯霉素：有可能造成胎儿再生障碍性贫血，新生儿可能发生呼吸不规则、肤色发灰，低体重、软弱无力甚至死亡的“灰婴综合征”。

四环素：有可能造成胎儿畸形，会影响胎儿骨骼生长，造成生长发育迟缓以及影响新生儿牙齿发育，造成黄齿和龋齿。此外，有可能造成先天性白内障等严重后果。

孕妇应避免使用的西药

药物对胎儿是否有影响，决定于药物能否通过胎盘上的滋养层细胞（胎盘屏障），有无致畸作用、是否影响胎儿发育以及用药剂量、时间等。研究结果表明，孕妇应避免使用下列药物。

（1）抗癌药。它能使胎儿发生畸形，还会引起流产、早产和死胎等。

（2）镇痛退热药。大量服用时可影响凝血功能，也会造成胎儿神经系统和肾脏畸形。

（3）抗癫痫药。孕早期服用有可能使胎儿发生唇裂、腭裂、小头畸形和面容异常。

（4）镇静安眠。有引起胎儿畸形、发育迟缓、视网膜病变的可能。

（5）抗生素类。详见“孕妇选用抗生素的窍门”一题。

（6）抗甲状腺药物和碘剂。能致胎儿甲状腺肿大，甚至发生甲状腺肿瘤。

（7）激素类。可造成胎儿外生殖器异常，还会增加唇裂、腭裂、无脑儿的发生率。

（8）降血糖药。可造成胎儿畸形。

（9）抗凝血药。不仅能增加胎儿畸形的发生率，还会因分娩时胎儿易发生颅内出血而致新生儿死亡。

（10）过量的维生素。只是在过量服用时才会有不良结果。过量维生素 A 能使胎儿发生先天性白内障、骨骼异常，过量维生素 D 可引起胎儿智力障碍。

孕妇感冒的防治办法

孕妇的免疫能力较差，容易受到病原体的侵害，因此，相对来说较未怀孕时容易得感冒。

孕妇得感冒以后，有两方面的影响。一是病毒的直接影响，二是感冒造成的高热和代谢紊乱产生的毒素的间接影响。而且，病毒可透过胎盘进入胎儿体内，有可能造成先天性心脏病以及兔唇、脑积水、无脑和小头畸形等。而高热及毒素又会刺激孕妇子宫收缩，造成流产和早产，新生儿的死亡率也增高。那么，孕妇感冒后怎么办呢？一般有以下四种情况：

（1）轻度感冒，仅有喷嚏，流涕及轻度咳嗽，则不一定用什么药。至多用些克感敏、维生素 C，但要注意充分休息。也可用些感冒冲剂和感冒宁等中成药，一般能很快自愈。

（2）出现高热、剧咳等情况时，则应去医院诊治。退热：可用湿毛巾冷敷、40%酒精擦颈部及两侧腋窝，也可用柴胡注射液。应注意多饮开水和卧床休息。

（3）高热持续时间长，连续 39℃超过 3 天以上的，病后有条件者应争取去医院作产前诊断，了解胎儿是否受影响。

（4）感冒合并细菌感染，应加用抗生素治疗（见“孕妇选用抗生素的窍门”）。

孕妇接触 X 线应该注意的事项

与正常人一样，孕妇有时难免要与 X 线打交道。一般人都知道 X 线对孕妇腹中的胎儿有致畸作用。因此对这个问题要慎重。是否要接受 X 线检查可以从下面儿方面考虑：

（1）能避免的尽量避免。孕妇应主动向医生说明情况，尽量避免一些常规的 X 线检查，尤其是在怀孕头 3 个月内。

（2）必须要检查的，尽可能晚些进行。X 线是诊断胎儿骨骼发育异常的有效手段，当高度怀疑胎儿有患这类疾病的可能时，X 线检查应放在怀孕 5 个月以后进行。此时胎儿的附表：孕妇接受 X 线检查时胎儿所受的剂量（拉得）骨骼发育也已比较成熟，易于识别。

（3）注意照射的部位。对于必须要作 X 线检查的孕妇，检查时应尽量避开对腹部的照射，只照局部。

（4）宁做摄片，不做透视。一般人认为，作个透视比较简单，吃射线也少。其实不然。一次胸透所受的X线剂量远远超过摄一张胸片所受的剂量。因此，在必须接受X线检查时应采用摄片检查的方法。

（5）必要时做产前诊断，对于孕早期曾接受过较大剂量X线的孕妇，为了解胎儿是否受到X线的作用而发生畸形，可去医院做产前诊断。

先兆流产时不必要保胎

发生先兆流产时，孕妇和家属一般都十分重视，总希望医生给予保胎。结果一些人达到了目的，另一些人则难免要流产。但从优生角度讲，保胎并不必要，原因主要有以下几个：

（1）许多流产是由于胚胎发育不正常而产生的。其中还有许多是由于胎儿染色体异常造成的。盲目保胎，有可能把有异常的胎儿保留下来，这种胎儿在出生后身体带有严重缺陷。

（2）有些先兆流产往往是宫外孕、葡萄胎等病理状况造成的，如果对有这些情况的孕妇进行保胎治疗，往往会耽误诊治的时间。

（3）过去保胎所用的药物多数为雌激素，它有造成新生儿外生殖器畸形的可能。而目前应用较多的黄体酮也非绝对安全，大剂量黄体酮也会造成胎儿外生殖器的发育异常。

应看医生的孕晚期症状

孕妇在妊娠后期可出现各种轻重缓急的症状，并非都要立即去医院。但在出现下列情况时，必须立即去医院。

（1）腹痛。孕晚期孕妇可出现轻微的、不规则宫缩而引起的腹痛，这是正常情况。但如出现间隔 5～10 分钟，持续 10～20 秒的有规律的腹部阵痛，并伴有腹部紧缩感与少量阴道血性分泌物时，应立即去医院。在怀孕已达 37 周者为足月临产，而不足 37 周者可能为早产先兆。

（2）胎膜早破。孕晚期在没有任何临产先兆时出现大量的阴道流水时，说明胎膜已破，常发生在双胎、阵咳、腹泻、性交，腹部外伤，致使宫内压力增高等情况时。在送往医院的途中，孕妇应保持平卧。

（3）阴道大量流血。这种情况最常见于前置胎盘与胎盘早剥。前者多发生于孕后 7～8 月，孕妇有不适感，且常发生于夜间，后者常有腹部外伤史，并伴明显的腹痛。这两种情况对母胎均有一定危险性，需立即送医院。

（4）子痫。即重度妊娠高血压综合征。表现为剧烈的头痛，视力模糊，手足抽搐，严重的还可发生昏迷，必须即刻送往医院。

（5）胎动减少及消失。孕妇在自我监护中如发现胎动突然明显减少，平均每小时少于 2～3 次，甚至完全消失，应尽快去医院检查，以确定胎儿是否正常。

高危妊娠的原因

在妊娠期，母亲和胎儿有某种并发症或有某种致病因素可危害母胎造成难产者，称为高危妊娠。根据 1981 年全国围产期会议精神，下列一些情况属于高危妊娠：

（1）孕妇年龄小于 16 岁或大于 35 岁。

（2）有异常妊娠史者。如自然流产、异位妊娠、早产、死胎，死产、难产（包括剖宫产），新生儿死亡、新生儿畸形或有先天性及遗传性缺陷等疾病。

（3）孕期出血。可能为先兆流产、早产、前置胎盘或胎盘早期剥离所致。

（4）妊娠高血压综合征。

（5）妊娠合并内科疾病。如心脏病、糖尿病、肾炎、甲状腺功能亢进、贫血、肝炎等。

（6）妊娠期接触过大剂量放射线、化学性毒物、服用对胎儿有影响的药物，患了风疹等情况。

（7）母胎血型不合。

（8）过期妊娠。

（9）胎儿宫内生长迟缓。

（10）胎盘功能不全。

（11）骨盆异常。

（12）胎位异常。

（13）妊娠合并生殖道畸形。

（14）羊水过多或过少。

（15）多胎妊娠。

预防妊娠高血压综合征

妊娠高血压综合征（简称妊高征）是在妇女怀孕5个月后出现高血压、浮肿、蛋白尿等一系列症状的综合征，严重时会出现抽搐、昏迷甚至死亡。由于发病原因不太清楚，因此难以完全避免，但总的原则是应早期发现，早期治疗。

（1）妊娠早期进行定期检查。主要是测血压、查尿蛋白和测体重。

（2）注意适当休息和营养。怀孕期间，孕妇的心情要舒畅，精神要放松，每天争取卧床10小时以上，并以侧卧位为佳，以防止下腔静脉回流不畅，改善肾脏供血条件。饮食不宜过咸，保证蛋白质

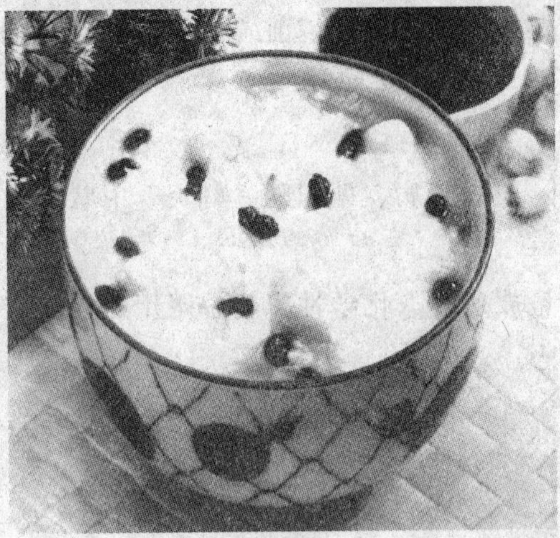

和维生素的摄入。

(3) 及时纠正异常情况。如发现贫血，应及时采用补铁等治疗，下肢出现浮肿，要增加卧床时间，血压偏高时要按时服药。症状严重时要考虑终止妊娠。

(4) 注意既往史。有过肾炎、高血压等疾病以及前次怀孕有过妊高征的孕妇要在医生的指导下进行重点监护。

预防产后出血的方法

产后出血是指产妇在胎儿娩出后 24 小时内阴道出血量超过 400 毫升。如果出血发生在胎儿娩出 24 小时后，则称为“产褥期出血”或“晚期产后出血”。

产后出血最主要的原因是子宫收缩无力。正常情况下，胎儿、胎盘娩出后，子宫收缩，使子宫壁的血窦闭合，出血很快就止住了。因此，正常分娩的失血量为 100～150 毫升；如果产妇在分娩中精神紧张，可能会因产程较长而致体力耗竭，从而引起子宫收缩无力，不能及时关闭血窦，出血量就增多。其他影响子宫收缩的因素有：子宫肌瘤、多胎妊娠、前置胎盘、胎盘早期剥离等。其次，胎盘滞留（即胎儿分娩后半小时胎盘尚未娩出）影响子宫收缩，也是产后出血的常见因素。

有些产妇在分娩时软产道如会阴、阴道、宫颈等处会出现裂伤。如果裂伤较大，且未及时缝合，也会使出血增多。

一些产科合并症，如妊娠高血压综合征、胎盘早期剥离、羊水栓塞、死胎等以及严重肝炎、再生障碍性贫血造成凝血机制障碍，都会导致凝血因子缺乏，血液便不能凝固，于是产妇在产后出血不止。

产后出血严重影响产妇的健康，如不及时处理，可产生严重后果，应以预防为主。预防的措施主要有如下几条：

（1）认真做好产前检查，对一些不适宜妊娠的情况要遵照医生的意见采取必要的措施，对贫血、妊娠高血压综合征等要及时治疗。

（2）正确认识分娩，消除紧张情绪，积极配合医生，尽量顺利分娩。

（3）对一些可能会发生产后出血的情况，如双胎、巨大胎儿、羊水过多等，在胎盘娩出后及时用宫缩剂，帮助子宫收缩。

临产时宫缩的特点

妊娠最后的 2～3 周内，孕妇经常有不规则的宫缩，其特点是强度较弱，每次不超过 30 秒，也无一定的规律，时密时疏。这样的宫缩不伴见红或流水，宫口也不会开大，临床上称为“假临产”，不必去医院。

临产时的子宫收缩开始时也不太规则，半小时一次或十多分钟一次，随后逐渐规律，并具有如下特点：

（1）节律性。临产时每阵宫缩持续 30 秒左右，间歇 5～6 分钟。随产程进展，宫缩持续时间延长，间歇时间缩短，宫缩强度也逐渐增加。最后，宫缩持续时间可长达 1 分钟，间歇期则缩短至 1～2 分钟。

（2）对称性和极性。临产时宫缩起自两侧子宫角，向子宫底中部集中后向下扩散。收缩力在子宫底部最强、最持久，向下逐渐减弱。

(3) 缩复作用。每阵子宫收缩后，子宫肌纤维不能恢复原来的长度。这种缩复作用使宫腔容积越来越小，子宫下段被动扩张，迫使胎儿慢慢下降。

总之，临产时子宫收缩趋于规律，协调，能促使“产门”开放（宫口扩大），逼迫胎儿离开子宫、降临人世。产妇的主观感觉是宫缩一阵紧似一阵，腹痛由宫底向下腹部移行，腰酸也随之加重。

减轻分娩时阵痛的方法

分娩时，产妇会因子宫收缩感到疼痛。随着产程的进展，宫缩一阵紧似一阵，产妇会有疼痛难忍之感。这时，产妇若能配合医生做如下动作，有可能会减轻疼痛：

(1) 深呼吸。子宫收缩时，先用鼻子深深地吸一口气，然后慢慢用口呼出。每分钟约做 10 余次。宫缩间歇时暂停，产妇休息片刻，下次宫缩时重复上述动作。

(2) 按摩。深呼吸的同时，配合按摩效果较好。吸气时，两手从两侧下腹部向腹中央轻轻按摩，呼气时从腹中央向两侧按摩。每分钟按摩次数与深呼吸相同。也可按摩不舒服处，如腰部、耻骨联合处。

(3) 压迫止痛。在深呼吸的同时，用拳头压迫腰部或耻骨联合处。

(4) 产妇如一切正常，经医生同意后，可走动一下，或靠在椅子上休息一会儿或站立一会儿，可缓解疼痛。

有些产妇认为分娩时喊叫会舒服些。其实，分娩时切忌大叫大吵，因为这样既消耗体力，又会使肠子胀气，不利于宫口扩张、胎儿下降。值得注意的是：产妇如果对分娩有正确的认识，解除精神紧张，抓紧宫缩间歇时间休息，按顿进食、喝水，身体就有足够的能量和体力，不但能促进分娩，对疼痛的耐受力也大大增加，这应是减轻疼痛的最主要的措施。

导致胎盘滞留的因素

胎儿娩出后30分钟，胎盘仍未娩出者，称为“胎盘滞留”，也称“胞衣不下”。胎盘滞留可引起产后出血，须认真对待。导致胎盘滞留的因素大致有如下几种：

（1）子宫收缩乏力。第三产程中产妇精疲力尽，腹壁松弛、子宫收缩无力，如同时产妇的膀胱充盈，胎盘虽从子宫壁剥离，但仍有可能滞留在官腔内。有些产妇子宫收缩乏力还可引起胎盘部分剥离、部分仍附着于子宫壁，出血会更严重。

（2）子宫不协调收缩。如果子宫局部肌纤维异常收缩，则在子宫某一部位出现收缩环，使已剥离的胎盘卡在环的上方，引起胎盘嵌顿。这种情况多见于胎膜早破、难产以及第三产程处理不当等。

（3）子宫内膜炎症、内膜粗糙，内膜发育不良。曾做过人工流产、刮宫（尤其是多次人工流产）或曾患子宫内膜炎者的子宫内膜表面粗糙，胎盘附着后不易剥离；有些产妇的胎盘面积大而薄或附着在发育较差的内膜上。这些均可致使胎盘剥离不全、胎盘粘连、胎盘残留甚至胎盘植入。

对于胎盘滞留必须及时治疗。正确的处理会使大多数病人转危为安。

产褥期的特点

产后，产妇全身的各个器官（尤其是生殖器官）会逐渐恢复到妊娠以前的状态，这一复原过程称为“产褥期”，约需6~8周。

产褥期母体的情况会有很多变化，主要特点如下。

（1）子宫复旧。产后子宫如新生儿头大小，宫底在腹部平脐处，以后每天下降约一横指。产后10天，子宫下降到骨盆内，腹部不能触及。产后6~8周，子宫恢复到孕前大小。

（2）恶露。产后子宫复旧，子宫内的创面也逐渐愈合，这期间有血性分泌物自产妇阴道排出，称为“恶露”。通常，恶露在产后第一星期为红色，第二星期变为淡黄色或白色，约在产后20天左右干净。剖宫产者恶露的持续时间比经阴道分娩者要长些。

（3）体温变化。产后体温可略微升高，但一般不超过38℃，且24小时内恢复正常。如果产妇的体温超过38℃或出现持续低热，应请医生检查一下。

（4）乳房胀痛。这是乳腺分泌乳汁所致，一般24小时后会自行消退。

（5）多汗。睡眠和刚醒来时较明显，这是产后将孕期储存在体内的大量水分经皮肤排泄出来的正常生理现象，几天后即会自行好转。

（6）排尿困难和便秘。这是分娩时膀胱受胎头压迫以及产后腹部肌肉松弛、肠蠕动减弱的缘故。

产褥期休息的注意事项

产褥期，俗称“坐月子”。有些妇女及其家属认为，所谓“坐月子”就是不能活动，要躺在床上一个月，甚至连吃饭，洗脸等也在床上。与此相反，有些边远地区的农妇及其家属对“坐月子”又很不注意，往往产后1～2天就操持家务，只是不下田劳动而已。其实，这两种做法均不利于母婴保健。

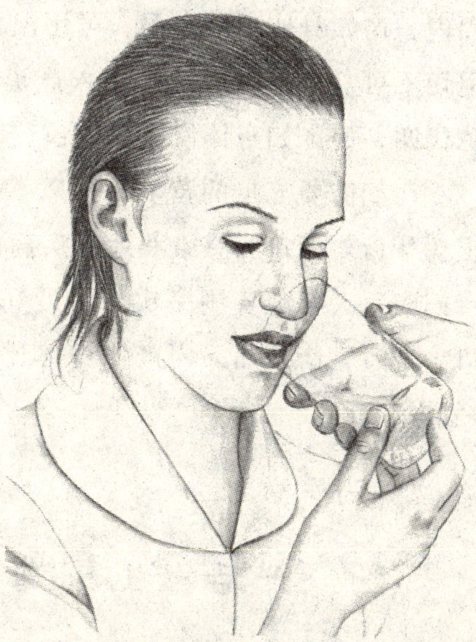

产褥期是产妇全身器官，尤其是生殖器官逐渐恢复的阶段，应该好好休息。只有体力恢复，才有助于全身器官的复旧，保证有充足的乳汁分泌。分娩和产后经过顺利的正常产妇，一般在产后第一天应完全卧床休息，第二天就可以开始坐起，在床边活动，第三天可以在室内自由活动。产妇的睡眠要充足，每天要保证10小时左右的睡眠时间，卧床时注意不要一直仰卧，以免造成子宫后位，产褥期不应站立过久，也要少取蹲位，并不宜进行体力劳动，以免影响产后盆底张力恢复，造成子宫脱垂。

“坐月子”能洗澡刷牙

一些旧的风俗习惯，常常限制产褥妇做这做那。其中有一条，就是限制产褥妇洗澡、刷牙。

现代医学认为，产妇应和正常人一样生活，并要注意清洁卫生。产妇不但能而且应该洗澡、刷牙，不过要注意产褥期的特点。

产后出汗较多，所以产妇要勤洗澡、勤换内衣、内裤。产后一周内，产妇身体比较虚弱，可用温水擦澡，体力恢复后，便可淋浴，但切不可盆浴，以免污水流入产道引起感染。经常洗澡，能促进新陈代谢，使产妇身体恢复得更快。

产妇需要充足的营养，进餐次数也会增加，如果不刷牙，就会损坏牙齿。而口腔感染和牙齿疾病也是产褥感染的原因之一。因此，产妇应每天早晚各刷一次牙，最好是每次进餐后都刷牙，至少应漱口。不过，产后几天内产妇身体比较虚弱，宜用温水，软毛牙刷轻轻漱刷。

产后发生尿潴留的应对方法

产妇一般在产后4~6小时内会自行排尿。如果产后7个小时产妇仍不能自己小便，就称为“产后尿潴留”。尿潴留的产妇，有些是膀胱已胀满，但毫无尿意，有些虽有尿意，但排不出来。这主要是分娩时胎头压迫膀胱而使之麻痹以及产后腹壁肌肉松弛等所致，有些产妇是因会阴部伤口缝合处疼痛，反射性引起尿道括约肌痉挛，不能自动排尿，也有些是不习惯卧床排尿者。

产妇一般可多吃流食或饮料，在产后4~6小时主动排尿一次，便可预防尿潴留。如果发生了尿潴留，则可采取如下的措施。

（1）自己坐起小便，建立自己排尿的信心。

（2）用温水冲外阴，或以流水声引起尿意。

（3）热水袋敷下腹膀胱部位。

（4）肌肉注射新斯的明 0.5 毫克，或氯化氨甲酰胆碱 0.25 毫克，促使膀胱收缩。

（5）理疗或服中药。

（6）留置导尿 24 小时，然后将导尿管夹住，每 4 小时放一次尿，一天后拔除，即可恢复排尿功能。

为什么产后容易发生便秘的原因

产妇往往在产后头几天发生便秘。这主要是因为产后卧床休息时间多，活动量减少，肠蠕动减弱，加上产后腹壁松弛所致，有些产妇因会阴侧切或裂伤的疼痛使便意消失。因此，如无特殊情况，产妇在产后第 2 天就可以坐起，并在床边活动，产后 2～3 天，可以在床上锻炼，做床上体操，如抬头、伸臂、屈腿等。另外，产后还要注意饮食，多吃蔬菜、水果、饮料、开水等，保持大便通畅，预防便秘。

一旦发生产后便秘，可用一些轻泻剂，如番泻叶、开塞露等。但要注意，如果分娩时已灌肠排便，产后 2 日内可无大便，不必过分担忧。

产后的饮食安排

提到产后饮食，多数产妇及其家属会一致认为，要吃得好。于是，鸡、鸭、鱼、肉、蛋等一起上，似乎多多益善。有些地方的传统习俗还规定，产妇一天要吃十余个蛋，整个“坐月子”要吃十余只鸡等。其实，这是不科学的。

产妇确实需要大量营养，以补充孕期和分娩期的消耗，恢复身体健康，哺育婴儿。产褥期妇女每天约需 3000 大卡热量，这些均来自食物中的蛋白质、脂肪和糖类。而且，蛋白质还是组织修复不可缺少的营养成分。另外，矿物质和维生素也是人体必不可少的。虽然如此，产妇的饮食也决不是越多越好，更不是一定要吃多少鸡、多少蛋，而是要根据实际情况以及营养成分的搭配来合理摄入。

产后 1~2 天，由于劳累，产妇消化能力较弱，应吃些容易消化，富有营养而又不油腻的食物，如牛奶，豆浆、藕粉、粥、面、馄饨等，产后 3~4 天里，不要喝太多汤，以免发生乳胀。乳汁分泌后，则要多喝些鸡汤、排骨汤、蹄胖汤、鲫鱼汤、黄豆汤、香菇肉片汤、瘦肉蛋汤、桂圆红枣汤等，这些汤类含有丰富的蛋白质、脂肪、矿物质和维生素等，不但容易吸收，而且可促进乳汁分泌，不失为是产妇的一种理想饮食。产妇除每日 3 餐外，可适当加 2~3 次点心，但不要吃得过饱，以免消化不良和体重增加过多，不要吃变质的食物，以免食物中毒；最好不吃酸、辣等带刺激性的食物。

饮食要多样化，粗细粮搭配，动物蛋白类食物（鸡、鸭、鱼、肉、蛋、动物内脏等）和植物蛋白类食物（豆类、豆制品类、花生等）搭配，多吃新鲜蔬菜和水果，不偏食，更不要忌口。

产妇要作会阴切开的原因

会阴切开是产科最常用的小手术之一，主要目的是为了避免分娩时会阴严重裂伤。一般在产钳助产、初产妇胎头吸引术、足月臀位产以及要缩短第二产程，赶快结束分娩时使用。有些产妇早产，为预防早产儿颅内出血，也要行会阴切开术。现在，会阴切开在产科临床上非常普遍，上海市对首次分娩的初产妇都常规行会阴切开术，胎儿、胎盘娩出后再按解剖层次逐层缝合。由于切开和缝合时均用局部麻醉，所以产妇不会感到很痛。正常情况下，术后6天拆线，伤口也就完全愈合了，不留什么后遗症。

行会阴切开的产妇应特别注意。

(1) 保持外阴清洁。在术后5天内（即拆线前），每次大小便后要用新洁尔灭棉球擦外阴，并且要更换月经垫。

(2) 保持大便通畅。

(3) 如感外阴伤口肿胀、疼痛，要请医生看一下，一般可用95%酒精纱布湿敷或50%硫酸镁热敷。

(4) 极少数产妇会阴部发生感染，应请医生治疗。

夏天产妇“坐月子”易中暑的原因

传统观念认为，产妇“坐月子”时不能“吹风”，要穿得暖和，否则就会得病。于是，很多产妇在盛夏也要捂着，身穿厚衣，紧缚袖口、裤脚，紧闭门窗。由于产褥妇身体虚弱，对高温、潮湿和空气不流通的环境的适应能力比孕前有所降低，在这种环境里很容易中暑，且病情也比较严重。因此，产妇在夏天“坐月子”时应注意：

(1) 不要直接吹风。将床放在室内的避风处，但要保证室内空气流通，可在打开的门、窗上挂上竹帘。

(2) 每天用温热水擦身，有条件者可淋浴，保持汗腺分泌通畅，此外，要经常洗头，但洗完后要用干毛巾尽量擦干。

(3) 衣着舒适、宽大，勤换内衣。

(4) 可吃西瓜及其他水果消暑，不要盲目忌口。可多喝些绿豆汤，也可喝些盐水。

(5) 要注意休息，睡眠要充足，以提高体质，增强对环境的适应能力。

预防“产褥热”的方法

“产褥热”，医学上称为“产褥感染”，是一种较为严重的疾病。

产后，妇女因劳累、出血等，产妇的身体十分虚弱；同时因胎儿、胎盘娩出后子宫内有大片创面，产妇盆腔充血。此时如产妇发生感染，炎症会迅速蔓延，甚至引起败血症休克和死亡。

产褥感染很可能因分娩前、分娩时或分娩后致病细菌从外界进入产道而发生。例如，产前性交、接生所用之物消毒不严格、分娩时看望者太多（谈话中会把寄居于呼吸道的细菌传播给产妇）等。有些产妇产前体内已寄生着致病菌，只是未发病，分娩后因体质较弱，这些细菌乘机直接或通过血循环间接进入产道，引起感染。产前有贫血、营养不良者因为身体虚弱、抵抗力低下，产褥感染的可能性也会增加。

产褥感染应以积极预防为主，具体措施如下。

(1) 做好产前检查，及时补充营养，防治贫血。积极治疗各种妊娠合并症。

(2) 积极防治各种生殖道炎症，如滴虫性或霉菌性阴道炎。

(3) 妊娠最后一个月不要同房，也不要洗盆浴。

(4) 分娩过程中要与医生积极配合，注意休息、进食和饮水，避免体力消耗过度。分娩过程中的各项操作，必须严格无菌。

(5) 产后保持外阴清洁，尽量早期起床，让恶露尽早排出。注意产后营养和休息，以提高身体抵抗力。

进行产后检查的原因

产妇在产后42天左右，即产褥期结束时要进行产后检查。有些产妇及其家属觉得麻烦，认为产后吃得好、休息得好，身体自然就会恢复，不必再进行检查。其实，这种想法是不全面的。因为只有通过客观检查，才能真正了解产妇全身和生殖器官的恢复情况。

产后检查时，医生要给产妇测量血压，检查乳房、子宫以及盆底托力等，询问哺乳的细节，对分娩时动过手术的产妇，要检查腹部和会阴伤口愈合是否良好。对一些异常妊娠的产妇，医生会根据不同的合并症增加检查项目，延长随访时间。例如，对妊娠高血压综合征患者，医生要检查尿蛋白，对贫血患者，要复查血红蛋白和红细胞；对一些病情比较复杂的产妇，要请内科医生会诊，共同制定检查计划并加以实施。

除此以外，通过产后检查可帮助产妇落实计划生育措施，进一步指导哺乳等。有条件的产后检查部门，还会进行育儿宣教，同时进行婴儿健康检查。近年来，很多产后检查还增加了产后性生活指导等方面的内容。

因此，产后检查是妇幼保健的一项重要内容，每个产褥妇为了自己和孩子的健康以及家庭幸福，都应积极配合医务人员做好产后检查。

产后过性生活的时间限制

很多地方的习俗是“产后满月，夫妇合房”。因此，很多夫妇在给孩子办了“满月酒”后便恢复了性生活。现在看来，这并不十分妥当。

产后，产妇全身各个器官和生殖系统有个逐渐恢复的过程。子宫一般要到产后6周才恢复到妊娠以前的大小，而胎盘附着部位的子宫内膜，在正常情况下，需要6～8周才能完全恢复。过早同房，可能会影响产妇的身体健康。如果产妇分娩时有会阴或阴道裂伤，或者行会阴侧切术，满月时性交，可能会引起伤口疼痛或破裂。因此，产后至少要42天才能恢复性生活，一般要经过产后检查，确认产妇已恢复健康后，方能同房。

恢复性生活时，除要落实避孕措施外，还要注意动作轻柔。因为产妇机体内分泌尚未恢复到孕前状况，阴道上皮变薄，动作粗暴容易造成裂伤，甚至大出血。

过期妊娠要重视

正常妊娠持续时间平均为280天，即40周。一些旧小说上，常把伟人的诞生写成孕期大大超过280天，以示与常人不同的“异兆”。其实，这是十分荒谬的。从现代妇产科学的观点来看，凡月经周期正常的孕妇，妊娠超过42周者，称为“过期妊娠”。过期妊娠的胎儿常在分娩过程中出现宫内缺氧，甚至死亡，所以必须引起重视。

过期妊娠对胎儿和母亲的危害主要是：

（1）过期妊娠的胎盘，逐渐老化，胎盘功能减退，因此供给胎儿的氧和营养减少，临产子宫收缩时，胎儿就容易窘迫，甚至胎死宫内。

（2）过期妊娠，胎儿头骨变硬，囟门变小，颅骨骨缝变窄，胎头不易塑形，也不易通过母体狭窄、曲折的产道；同时，过期妊娠的胎儿也长得较大，羊水量减少，这些均易造成难产。分娩时易损伤母体产道软组织及造成胎儿锁骨骨折。

（3）过期妊娠儿皮肤皱褶，呈黄绿色，头发指甲很长，如“小老人”状；哭声轻微，健康状况远较正常分娩儿差。

因此，妊娠月份超过42周时，应及时到医院请医生看一下。医生会根据实际情况决定终止妊娠的方案，如引产和剖宫产等。那种认为过期妊娠无所谓，或者认为是“异兆”的想法是不科学的。

产后的避孕措施

传统观念认为妇女在哺乳期间不大会怀孕，许多妇女因此而不需采取避孕措施。但在实际生活中却有不少哺乳期妇女因在产后几个月内又怀了孕而懊恼万分，只能以人工流产终止妊娠，有的甚至在剖宫产后短期内再次妊娠，因而在接受人工流产时又顾虑重重，唯恐损伤子宫发生意外。成千上万的实例证实了依靠哺乳避孕是极不可靠的。

妇女在分娩后能分泌乳汁，主要由于血中催乳素水平提高。催乳素能抑制排卵而使月经暂停，而且婴儿的吸吮也会刺激催乳素的分泌。所以，妇女在哺乳期的闭经阶段的确不易怀孕。但随着哺乳期的延长、婴儿的不断发育长大，给婴儿添加的辅助食品增多，哺乳时婴儿的吸吮次数减少，母亲体内的催乳素水平又会下降，排卵和月经也会随之恢复，怀孕的可能性也就大大增加。因此，产后最好尽早落实好避孕措施，不要存有侥幸心理，应选择比较理想而又适合产后生理条件的避孕方法如阴茎套或宫内节育器。

妇女经过妊娠、分娩、哺乳、护理婴儿等，在精神和体力上压力很大，作为丈夫应该从各方面体贴关心妻子，在避孕方面也应该承担一些责任，主动使用阴茎套避孕。宫内节育器也适用于产后妇女，而且一次放入，可避孕多年。以往规定在顺产后3个月、剖宫产后6个月才能放置宫内节育器，近几年大量临床研究结果证明：从顺产后42天起或剖宫产后3个月起，经医生检查合格，都可放置，甚至在某些大医院中已开展了在顺产胎盘娩出后或剖宫产当时放置的工作，可达到同样的避孕效果。其他如阴道隔膜、避孕栓、避孕药膜等外用药具也可选用，但甾体避孕片和避孕针可减少乳汁，不宜采用。

第四章　妇女更年期护理

骨质疏松症

骨质疏松症是老年人常见的多发病之一，目前在世界常见病、多发病中已跃居到第 7 位，患者总数超过 2 亿人。我国骨质疏松症患者已达 6300 万，其中约有 150 万人发生骨质疏松性骨折。我国已将骨质疏松症与糖尿病、老年性痴呆一起列为三大重点攻关的老年性疾病。

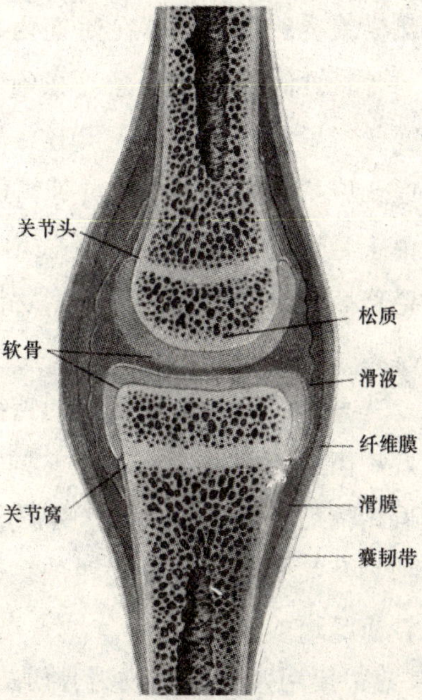

骨质疏松症是一种代谢性疾病，是指骨量减少与骨强度降低两方面，骨量减少所导致的骨强度降低称为骨质疏松症。1993 年第四届国际骨质疏松症研讨会（香港）对骨质疏松症的定义作了更全面的描述，骨质疏松症是全身性骨病，特征为低骨量及骨组织细胞微结构的破坏，引起骨脆性及骨折率增加。临床表现为骨折及其合并症，特别是髋、椎及腕骨骨折，并且任何部位均可累及，周身疼痛，身高降低，以致体态变形，骨折的发生与骨量丢失程度密切相关。

骨质疏松症可分为原发性和继发性两大类。国内将研究的重点放在原发性骨质疏松症上，其中又将女性绝经后骨质矿松症列为重点。

骨质疏松症的发生原因

骨质疏松症是属多病因学的疾病，发病率与性别及年龄上差异非常明显，发病年龄男性比女性约晚10年以上，白人妇女高于东方妇女，黑人妇女发生较少，孪生者在发病上有相似之处，说明遗传与体质因素、生活习惯对骨质疏松有影响。

骨质疏松发生的主要原因是雌激素缺乏，随着绝经年龄的增长，其发病率也随之增加，特别是两侧卵巢切除人工绝经的中年妇女，雌激素突然缺乏，可在短期内即出现明显的骨质丢失，证明雌激素与骨量之间有密切关系。在绝经后雌激素水平低下的情况下，能改变骨对甲状旁腺激素（PIH）的敏感性。为了维持较恒定的血钙浓度，甲状旁腺激素则动员骨钙进入血液，增加肾小管对钙的重吸收。由于骨钙进入血液，骨吸收增加，骨质就发生疏松的改变。另外，绝经后雌激素下降，降钙素也随之减少，降钙素对骨骼的保护作用减弱。

老年妇女饮食量减少，钙摄入量不足和营养缺乏也是骨质疏松发病因素。钙摄入量不足，同时又有肠钙吸收不良，可出现缺钙。血钙浓度降低，刺激甲状旁腺分泌甲状旁腺激素，骨的吸收就加强。抽烟及某些影响钙磷代谢的疾病，如甲状旁腺机能亢进等均是导致骨质疏松的病因。

“废用”因素也成为骨质疏松的病因，因为身体的活动、重力等牵拉肌肉，骨骼受到机械力的刺激，模塑改建，对维持骨量起重要作用。如老年妇女缺乏锻炼，尤其长期卧床者，骨模塑活动受影响，骨代谢平衡可受破坏，也能造成骨质疏松。

骨质疏松症的临床表现

骨质疏松症临床表现有一定规律，主要表现有骨骼疼痛、出现驼背、发生骨折和身高变矮。骨骼疼痛只有骨矿减少12%以上才逐渐发生，随着骨量丢失增多而加重。驼背出现的角度随着年龄增加和骨量丢失增加而加大。骨折的发生多在骨量丢失25%以上时易发生。

骨质疏松性疼痛多为钝痛，多局限在腰背部，有人统计，60岁以上的人发生腰背部疼痛者，女性约38%、男性约5%是骨质疏松所引起。腰背部疼痛的痛点是在下胸椎、腰椎旁数厘米处，久坐久立疼痛会加剧，卧床休息疼痛会减轻。假如突然发生腰背剧烈疼痛，是腰椎或胸椎骨折引起。

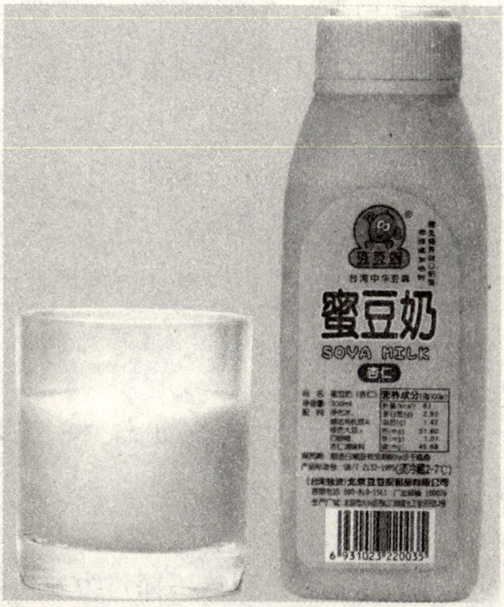

体形改变是骨质疏松症的外在表现，特征十分明显，常见表现有驼背发生身高变矮。身高变矮往往是一个重要的早期征象，要连续测量身长时才能作出正确估计。驼背发生是因脊椎压缩性骨折，引起脊柱畸形，但很少发生脊髓损伤。

骨质疏松性骨折是常

见的症状，以脊椎压缩性骨折和股骨颈骨折多见，也可发生在桡骨远端和肱骨近端。骨折可因突然轻微外力作用下发生，如提取重物、突然扭转身体而发生骨折。骨质疏松引起骨折的疼痛特点是在骨折部位发生突然较剧烈的疼痛，并随骨折部位不同，而分别放射到腹部、臀部及下肢等，卧床可减轻疼痛。

X线检查诊断骨质疏松有一定局限性，只能对骨密度作粗略的估计，一般认为骨内矿物质丧失30%～50%时才能在X线检查时出现骨质疏松的改变。X线检查时可见骨骼脱钙、萎缩变化。脱钙最突出部位是负重最大的下胸椎、腰椎及骨盆骨，表现为椎体的骨皮质变薄，骨小梁变细，数量减少，水平走行的骨小梁几乎消失，椎体外观呈空壳状。侧位可见椎体呈不同程度的扁平化或有塌陷或楔形改变。长骨骨松质稀疏，骨皮质变薄，髓腔增宽。

随着科学技术发展和研究深入，近10年来，多种无创性骨密度检测技术的发展，如单光子吸收测量（SPA）、双光子吸收测量（DPA）、定量计算机断层（QCT）以及双能X线骨密度仪（DEX－A）等相继问世，对骨质疏松症的早期诊断和密切观察其发展却起着重要作用。

此外，实验室骨代谢生化检查，有助原发性和继发性骨质疏松症的鉴别诊断。原发性骨质疏松症的生化特点一般血清钙、磷、碱性磷酸酶在正常范围，而继发性骨质疏松如甲状旁腺机能亢进患者，血清钙、磷、碱性磷酸酶一般有1～3项不正常。尿羟脯氨酸增高提示骨吸收增多，骨折时碱性磷酸酶升高等。

预防骨质疏松症发生的方法

骨质疏松症发病因素是多种的，在预防其发生必须阻断各种发病因素，而遗传及种族不同作为发病因素就难以阻断。因此，改善环境、调整生活方式及重视健身运动将成为预防本症发生具有一定程度的可能性，而性激素替代治疗却成为防治本症的有益措施。

（1）改善营养补充钙质膳食：根据我国饮食结构来看，饮食中普遍缺钙，钙的摄入量只达需要量的43%，特别是老年妇女，食量少或对饮食有偏嗜者，钙的摄入更是不足。因此，根据我国国情，注意合理的膳食搭配，增加钙的摄入，尤其是易吸收钙的摄入，对防治骨质疏松症有重要意义。含钙高又易吸收的食品如乳制品及豆制品等，有人主张在睡前喝一杯牛奶对预防骨质疏松有一定意义。此外，还要避免过度饮酒和喝咖啡，戒除吸烟都是预防本症发生的重要措施。

（2）适度运动预防骨丢失：许多研究表明保持适度运动对预防骨丢失有良好作用，因此要经常地进行一定力学负荷的运动，促进新骨的形成。但是，何种运动量或运动方式能最适宜增加一定的力学负荷，才对预防骨质丢失有益，根据Notelovitz关于骨质形成的运动程序设计，必须具备以下四项目的：①运动必须如同支撑体重式样的活动方式；②运动形式要多种多样，不要做过多的反复动作；③为了能长期坚持，运动设计必须产生乐趣；④通过运动同时能给心血管系统带来有益的影响。根据以上四项要求，更年期妇女可用多功能健身器进行锻炼，以增加骨骼的力学负荷，对维持骨量起重要作用。太极拳也是一种有益的锻炼，能外练筋骨，内练身心，对预防骨质疏松和心血管疾病都是有益的。

（3）早期应用雌激素，防止骨量进一步丢失：一般认为雌激素能预防骨量丢失，但也有不同的看法。有人认为雌激素不能预防所有与年龄有关骨量丢失，需要长期使用才是有效，否则一停药就前功尽弃。另一种看法是即使停止雌激素治疗后，骨量丢失并未加速，即使是暂时性应用雌激素，对骨量的维持也有好处，这一看法已得到大多数人所接受。

虽然更年期是骨质疏松发生的危险期，但据研究证明了妇女在

35岁以后骨量已开始下降，绝经后下降速度加快，所以预防骨质疏松要从性成熟期开始，强调这一点十分重要。此外。还要重视与骨质疏松发生有相关的疾病也要积极防治，如绝经前有长时期的闭经是骨质疏松症发生的危险因素之一，也应尽早给雌激素替代治疗，使人体血液内能维持一定雌激素水平也是重要的预防方法。又如年轻妇女患了精神性厌食症，出现饮食不思、闭经等，同时骨盐量也明显降低，说明骨质疏松症与低营养和低雌激素有关，也应给予雌激素替代治疗，有益预防骨质疏松症的发生。

骨质疏松症的治疗

骨质疏松症的病因是多因素形成的，因此没有单独一种药物能带来良好疗效，治疗必须是综合性的，又必须与预防结合，才能取得更好的效果。

（1）雌激素替代治疗：雌激素水平降低，直接影响成骨细胞活性，骨基质分泌减少，还间接影响钙调节激素导致骨吸收加剧，使骨吸收大于骨形成，故造成骨质疏松症。因此，雌激素替代疗法是治疗骨质疏松症的主要疗法。雌激素治疗骨质疏松症要选用最小的有效剂量，其合理用量因制剂而有差异，如结合雌激素为每日0.625毫克；乙炔雌二醇每日0.01～0.02毫克，戊酸雌二醇每日1.5～2毫克，尼尔雌醇为每2周1～2毫克。如有子宫者，应用雌激素时必须加用孕激素。孕激素中以安宫黄体酮为好，其使用剂量及时间应根据所用雌激素的种类及用法决定。已知周期性应用结合雌激素每日0.625毫克，每月加用安宫黄体酮12～13日，每日10毫克，尼尔雌醇应用3～6个月时加用安宫黄体酮7日，每日10毫克，可有效地防止子宫内膜持续增生。在用药中每年应随访及全面体格检查1次，发现有不适宜用药的疾病时，应及时停药。

(2) 钙剂与维生素 D 联合治疗：在营养学中钙属于阈值物质，钙摄取量不足导致血钙偏低，根据机体代谢平衡研究，指出绝经妇女每日需钙约 1500 毫克，而老年人不仅钙摄入量不足，而且又有肠钙吸收不良，故对绝经后妇女应补充更多的钙才能维持正常代谢的需要。

维生素 D 能促进肠道对钙磷的吸收，所以临床上常将钙剂与维生素 D 配对联合使用，对治疗骨质疏松症很重要。具体用法：每天应补充维生素 $D_2$5000～25000 国际单位和补充钙 1～1.5 克。

在治疗期间要定期作血钙和尿钙检查，在发生高钙血症时，要及时调整药物剂量。

(3) 降钙素：降钙素是钙调节的重要激素之一，能抑制破坏骨细胞的作用，临床应用可降低股骨和脊椎的骨折率，对骨和关节疼痛的消减效果也很明显，对骨质疏松性骨折的病人使用更是满意。但此药价格昂贵，少数病人有恶心、阵阵发烧等副反应，多数病人不能坚持使用，所以对早期骨质疏松症又无明显症状者不需使用降钙素，可用其他药物治疗。

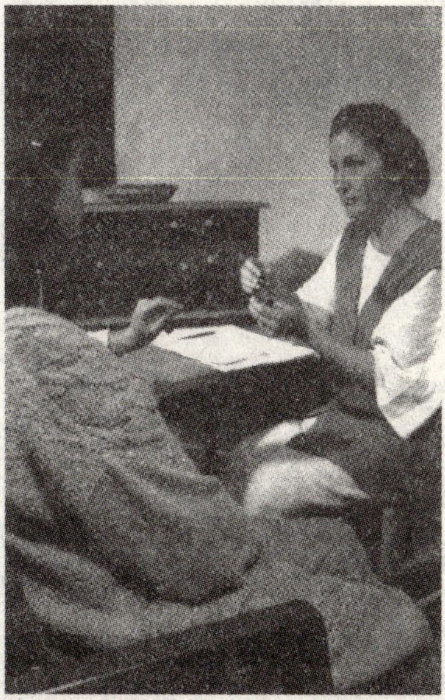

降钙素有不同剂型，可作静脉、肌肉、皮下注射，现代已有喷鼻和放入直肠的剂型。

降钙素与雌激素联合使用，能增加降钙素的敏感性，还能增加体内合成降钙素量回升的可能。

(4) 氟化物：氟化物的代表药物是氟化钠。如每日摄入氟化钠 50 毫克可使骨质增加 60%，因而脊椎压缩性骨折发生可明显减少，但有类似骨软化症的骨组织异常的副作用，如同时每日补钙 500 毫克就可以预防此副作用。有人主张将钙、氟化钠、雌激素三者联合治疗，其效果远较其他各种疗法为优。

氟化钠常用剂量是每日20~60毫克，增大剂量有恶心、骨关节疼痛等不良反应。

（5）中医药治疗：中医治疗骨质疏松症主要是辨证施治，从整体上调整，以补肾为主，兼顾他症。

我国已有第一个治疗骨质疏松症的中药“骨疏康冲剂”（有补肾益气、活血壮骨作用）已获新药证书，经300例临床验证，骨疏康冲剂总有效率为92.3%，骨密度从治疗前的0.501±0.077克/平方厘米提高至0.587±0.08克/平方厘米（P<0. 01），显示中药治疗骨质疏松症特点。如采用中西医结合，与小剂量的雌激素加孕激素联合使用，效果会更加满意。

更年期或老年期子宫颈癌的特点

子宫颈癌有一个特点是容易早期发现早期诊断、早期治疗，即是通过妇科窥视检查就能看到子宫颈病变，并随着防癌普查的开展，容易早期发现早期治疗，大大降低了死亡率。但老年人的子宫颈癌发病率仍未明显下降，因为她们接受普查率低，总是认为自己在绝经后不会得什么病，而不接受检查，使这些人之中患有子宫颈癌者，多延误了早期诊断和早期治疗机会。另一方面是因早期子宫颈癌的好发部位是子宫颈鳞状上皮与柱状上皮交界点，随着年龄增长而向颈管内的上方移动约0.8厘米，一般的颈管刮片细胞学检查难以发现，必须对绝经后妇女通过子宫颈管刮术病理检查才能早期发现，这一点就更难使老年妇女接受，也常被临床医生疏忽，故老年人的早期子宫颈癌检出率低，一旦发现多为颈管型较晚期癌。

根据子宫颈癌发展规律，子宫颈非典型增生的癌前病变多发生在30岁的后半期，癌前病变要发展至原位癌要2—3年，原位癌发展到浸润癌要10年左右，所以浸润癌多发生在40～55岁妇女。总之，老年妇女子宫颈癌特点有两种表现：（1）老年人子宫颈癌多为浸润癌。因为子宫颈癌潜伏期长，发展慢，进入老年后才形成浸润癌。（2）老年妇女子宫颈癌多为颈管型。因细胞代谢功能明显紊乱发生起来的癌多为颈管型，转移率高，出现转移早，在治疗选择方面，因生殖器萎缩，所以手术优于放射治疗。

子宫颈癌发生的高危因素

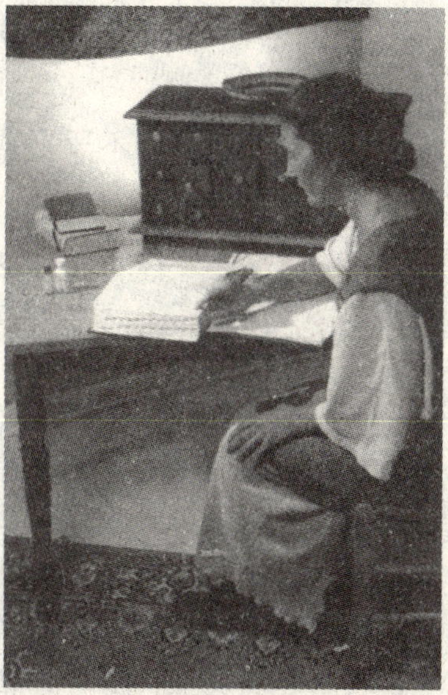

要做到早期发现子宫颈癌，就要认识和重视子宫颈癌发病的高危因素。从子宫颈癌的流行病学调查显示：高发年龄是40岁以上妇女，特别是伴有慢性宫颈炎、早婚、性生活混乱或丈夫阴茎包皮过长的妇女更容易罹患子宫颈癌。目前对子宫颈癌发病原因的探讨，已明确了子宫颈糜烂（早婚、产伤、炎症等易发生）、性行为不洁（早婚、性混乱等）、包皮垢（丈夫阴茎包皮过长时包皮囊内的一种积垢物）及病毒感染（性生活混乱的夫妇易感染Ⅱ型疱疹病毒）等因素与子宫颈癌的发生有密切关系。因此，子宫颈糜烂、性行为因素及包皮垢已成为致和促子宫颈癌的三大因素，所以40岁以上的妇女，特别遇有上述高危因素的人一定要定期检查，以便取得早期发现，才能得到早期治疗。

子宫颈癌的症状

有计划、有组织地进行防癌普查或且个人定期到医院进行防癌检查，是早期发现子宫颈癌的最好方法，但个人也应掌握子宫颈癌症状，发现自己有异常现象时，有目的的到医院检查，也是早期发现子宫颈癌的方法。因此，有下列情况者应定期或及时去医院检查和诊治：(1) 40 岁以上妇女是子宫颈癌的好发年龄，特别是伴有上面所介绍的子宫颈癌发生高危因素者。应定期半年或 1 年常规进行防癌检查 1 次。(2) 阴道出血，特别是性交后出血或白带挂血常常是子宫颈癌的早期症状。(3) 白带增多呈淡红色或脓血性白带，是子宫颈癌较晚期的症状。具有这些现象应及时去医院检查，切切不可疏忽大意。(4) 此外，腰骶部疼痛是晚期子宫颈癌症状，但有一种是长期腰骶部酸胀不适，经内外科系统检查又找不到原因，应考虑有无妇科疾病引起，特别要警惕子宫颈癌与腰骶不适的关系，同样要作妇科检查，排除子宫颈癌的可能。

子宫内膜癌发病的特点

子宫内膜癌发病具有三个特点：第一，子宫内膜癌发病年龄比子宫颈癌晚 10 年，多发生在 50 岁后半期至 60 岁后半期，也就是说子宫内膜癌多发生在绝经后的妇女。子宫内膜癌发生与雌激素有关，特别是雌酮。绝经后雌酮形成增多，并随增龄而递增。雌酮的作用虽较雌二醇弱，但雌酮是经常性持续刺激子宫内膜，使子宫内膜增生过长，而雌二醇是周期性波动性分泌且有孕激素对抗，因而雌酮诱发子宫内膜癌的破坏性大于雌二醇。第二，子宫内膜癌发展快，即从原位癌发展至浸润癌很快。第三，子宫内膜癌的主要症状是子宫出血或阴道水样排液。因此，绝经后妇女发生子宫出血或阴道水样排液，应高度警惕子宫内膜癌，并作分段刮宫内膜检查或子宫腔吸液细胞学检查，以尽早确诊。争取早期治疗，才能有较好的疗效。

易患子宫内膜癌的妇女

子宫内膜癌发病率有逐年上升趋势，主要原因是由于占妇科恶性肿瘤首位的子宫颈癌，通过普查普治后，发病率明显下降，而子宫内膜癌的发病率也就显得相对上升。子宫内膜癌靠一般妇科检查，难以早期发现，所以要早期发现，必须掌握子宫内膜癌发病的高危人群，并给予定期检查才能取得早期发现。

子宫内膜癌发病率上升，也与社会安定、生活水平提高，妇女寿命普遍延长，年龄在50岁以上的妇女增多，绝经期也相对延长等都有关系。随着生活水平提高和膳食结构的改变，引起肥胖、高血压、糖尿病的妇女增多，将成为子宫内膜癌发病高危因素。此外，无排卵不孕或多囊性卵巢病人，子宫内膜长期接受雌激素刺激，或长期使用雌激素的妇女也是危险因素之一。

子宫内膜癌的早期症状是子宫出血。因此，除了正常月经外，一切子宫出血都应受到高度重视，特别是绝经年龄推迟者又出现子宫出血，或绝经后又再次出现子宫出血，同时伴有肥胖、高血压、糖尿病的妇女，应进一步作诊断性刮宫内膜活检，进一步鉴别和治疗，如病理报告为非典型增生或腺瘤样增生等病变，又无生育要求，可以子宫切除。

老年人发生卵巢肿瘤的特点

卵巢癌发病年龄多发生在40岁以上妇女，约占60%，假如从一个妇女发生卵巢癌危险性分析，50岁是0.8%，55岁是0.7%，60岁是0.6%，70岁是0. 3%，也就是说，70岁以后妇女患卵巢癌明显下降。又有人统计分析更年期妇女卵巢肿瘤良恶性之比，40岁以前卵巢肿瘤良恶性之比为9: 1. 40~60岁2: 1，提示了更年期妇女卵巢恶性肿瘤发生率逐渐上升，应引起重视。

老年人发生卵巢肿瘤的另一个特点是发生肿瘤的种类与青年妇女不同，常见的肿瘤除了黏液性囊腺瘤、浆液性囊腺瘤及囊性畸胎瘤外，老年妇女又常见卵泡膜细胞瘤、布伦纳氏瘤、颗粒细胞瘤、纤维瘤等，这些肿瘤恶性机会也多。

此外，由于老年妇女抵抗力减弱，发生肿瘤并发症也多，如容易发生合并感染、肿瘤自发性破裂、蒂扭转，且因肿瘤血管弹力减少，较大的黏液性囊腺瘤易合并囊内出血。

绝经后卵巢可触及综合征

绝经后卵巢已经萎缩，无生理性滤泡囊肿和黄体囊肿，故不可能有生理性增大，因此在绝经后作妇科双合诊时不可能摸到增大的卵巢，如在绝经后3~5年能摸到增大的卵巢，而绝经前又无卵巢肿瘤史者，统称绝经后卵巢可触及综合征，提示卵巢增大可能是恶性病变，应进一步作腹腔镜检查或剖腹探查，以排除卵巢癌可能性。

近代乳腺癌发病情况的特点

（1）发病率上升：据统计乳腺癌已成为妇女发病率最高的恶性肿瘤，发生率也上升。据报道，我国每年约有5万新发现乳腺癌病例，虽然我国是乳腺癌的低发国，但近代的发病率上升是与世界各国基本一致。我国一些大城市调查研究表明，乳腺癌的发病率占妇女恶性肿瘤的第二位，如以上海为例，1976年的粗略发病率为23/10万人口，而1986年就上升到29/10万人口。所以说，我国已和欧美一样，乳腺癌已居妇女恶性肿瘤发病率的首位，要重视其防治工作，做到早期诊断，早期治疗，以降低乳腺癌发病率及死亡率。

（2）发病年龄提前：过去资料认为乳腺癌发病年龄多在40岁以后，以45岁以上的妇女发病率为最高，绝经期以后又有所下降。据近年来的统计，乳腺癌的发病年龄又有提前的趋势，30~40岁之间的乳腺癌患者已占相当比例，30岁以前的患者也屡见不鲜。因此，年龄已不成为诊断乳腺癌的参考依据。

（3）发病高峰的年龄持续延长：据调查表明40~59岁是乳腺癌的好发年龄，约占全部病人的75%，随着发病率的上升，发病年龄又提前。因此，发病高峰年龄也随之延长，从35~69岁均可以认为是乳腺癌的高发年龄。

易发生乳腺癌的妇女

通过乳腺癌流行病学调查与分析，分析了乳腺癌的高危人群，对防治乳腺癌的发生起积极作用。常见的乳腺癌高危人群有以下几方面。

（1）年龄、身高与体重：年龄在35～69岁的妇女，尤其是40～59岁年龄组的妇女是乳腺癌的好发年龄。体重超过全国均值的5%的妇女，患乳腺癌的危险性就更大。身长较高、体重较重的妇女通常比瘦小的妇女患乳腺癌的危险性大10倍左右。

（2）膳食因素：膳食与乳腺癌有关，已被流行病学和实验室资料所证实。高脂肪、高动物蛋白、低纤维素膳食，显著增高了乳腺癌的危险性，而乳腺癌病人胡萝卜素、纤维素、植物蛋白质和维生素C的摄入量低于正常人。这一因素能解释不同地区、不同国家、或同一国家而生活方式不同的人群乳腺癌发病率有明显差异。在膳食结构中，高脂肪膳食又与乳腺癌发生最密切，推测其致癌可能有下面几种原因：①脂肪能溶解更多的致癌物质，因为很多致癌物质是脂溶性；②肥胖妇女的类固醇和雌激素水平较高；③高脂肪饮食使血清中催乳素水平增高；④脂肪过多能抑制免疫反应。

（3）月经史：月经初潮越早，发生乳腺癌的相对危险性就越大，初潮年龄每提前4～5岁，患乳腺癌的危险性可增高1倍，13岁以下出现初潮比17岁以上的乳腺癌危险性高3～4倍，此外，从初潮到建立正常月经周期的间隔越晚，也与乳腺癌有关系。

绝经年龄与乳腺癌也有关系，绝经年龄晚，发生乳腺癌危险性高，绝经年龄早，乳腺癌发生率低，35岁以前绝经者乳腺癌发病率降为最低，手术切除卵巢的人工绝经，乳腺癌的发生率可降低40%。据统计，55岁以上绝经者其乳腺癌发病率是45岁以前自然绝经的2倍。现代随着物质生活提高，膳食结构改变，绝经年龄都有逐年推晚，因而乳腺癌年龄高峰也相对持续延长，是很值得注意的问题。

（4）婚姻、生育、哺乳等因素：婚姻、生育、哺乳等与乳腺癌危险性是一种混杂因素。据调查，独身女性乳腺癌发病率是已婚女性的3．7倍，如修女、尼姑的乳腺癌发病较高。

生育与乳腺癌发病关系，首先是足月分娩年龄越迟，发生乳腺癌的危险性呈直线上升，30岁以上首次生育者比18岁以下者其危险性增加 4～5 倍，假如首次生育年龄是 40 岁以上，其发生乳腺癌的危险性与未生育妇女相似。其次是生育胎次，生育胎次少或从未生育者乳腺癌的危险性增加，特别是从未生育者的危险性要高出 30%左右。此外，流产次数多，乳腺癌发病率也增高。

哺乳能降低乳腺癌的发病率，哺乳时间长者，乳腺癌发病率低。东方妇女哺乳时间长，因而发病率低于西欧人。哺乳方式又与乳腺癌发病有关，如习惯用右侧乳房哺乳，则乳腺癌多发生在左侧。中断哺乳或不正常哺乳，如婴儿不能吸吮、先天乳头内陷、乳腺炎和乳腺脓肿等都能增加乳腺癌发病的危险因素。

（5）乳腺疾病史：患有乳腺良性疾病史是乳腺癌一个危险因素，特别是乳腺纤维囊性增生、乳管内乳头状瘤、纤维腺瘤等与乳腺癌关系较为密切。因为这些乳腺良性疾病与乳腺癌的病因有共同之处，如未生育、绝经晚等都是两者共性病因，在发病机制也都与雌激素分泌过多有关。我国学者调查发现，曾经患过急性和慢性乳腺炎者，乳腺癌的发病率较正常人高，这可能是因炎症后的组织修复、瘢痕形成，影响了乳腺导管通畅，若有乳汁潴留，乳汁的分解产物和导管上皮脱落细胞，对乳腺导管上皮的长期刺激，也能成为致癌的条件。

（6）精神因素：不良的情绪对乳腺癌的发生有相当重要的作用。如长期忧虑、烦恼、悲伤等不良情绪，都能降低人体对癌症的抵抗力，因为不良精神因素对人体免疫功能产生抑制，如情绪紧张导致肾上腺兴奋，能抑制抗癌的免疫机制，导致乳腺癌发生或促进乳腺癌的发展。

（7）乳腺癌家族史：在母亲或姐妹中有乳腺癌的家族妇女，患乳腺癌的危险性比一般妇女高 4～10 倍，特别是母亲患乳腺癌。则女儿除了患乳腺癌的危险性增加之外，而且发病年龄也可能更早。

乳腺癌的症状

早期乳腺癌缺乏典型症状，所以乳腺癌病人就诊时多为较晚期，因此要提高对乳腺癌早期轻微症状和微小体征的认识与鉴别是至关重要。

乳房肿块是乳腺癌最早出现的临床症状，也是最多见就诊原因。但实际上当肿块形成后，癌瘤已不是局限在乳腺小叶及腺管上皮的原位癌，它已侵透腺管上皮基底膜而进入间质，而引起不同程度的组织反应伴癌瘤继续分化生长，才形成了肿块，只有肿块发展到直径1厘米左右时，才能比较容易摸到，这时已有半数患者发生了转移。所以乳房肿块并非是乳腺癌唯一的早期症状。根据这一特点提示广大妇女除必须熟悉乳腺癌病人的乳腺肿块之外，尚有其他异常而轻微的临床症状和体征，如乳房局限性乳腺增厚、乳头溢液、乳头皮肤脱屑或长期糜烂、乳头疼痛等，以树立发现早期乳腺癌不同症状和体征的概念，切不可单凭以检查乳房肿块作为诊断的依据，以减少误诊。

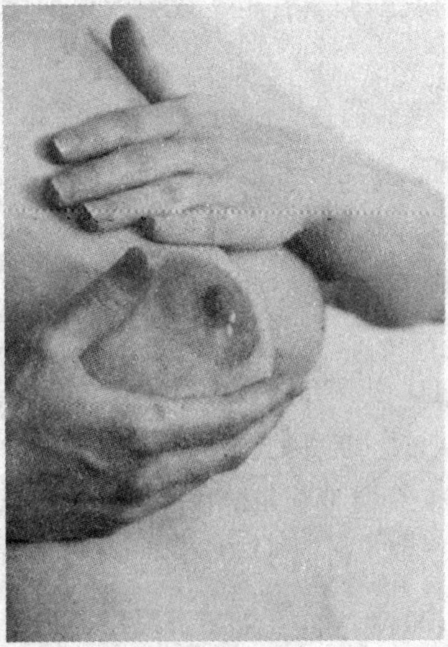

乳腺癌的肿块绝大多数是位于乳房的外上象限，其次为内上象限及上方或中央，内下象限及下方较少见。肿块形态及硬度与乳腺癌的病理类型有关，一般多为孤立性肿块，其形态常是不规则、偏于圆形或卵圆形，质地较硬，但髓样癌、小叶癌就较软，黏液癌较韧，囊性腺癌则呈囊性

感。乳腺癌肿块活动度也有特点，如肿瘤形成的肿块仅局限于乳腺实质内，检查时可自由推动，这种活动度是与周围组织一起推动。如癌瘤侵及乳头及皮肤而引起粘连，则肿块活动度又与乳头、皮肤相一致，而且有乳头凹陷及皮肤酒窝征出现。若癌瘤侵犯胸大肌筋膜，肿块活动明显受限制，侵犯至胸前肌肉或胸壁，则肿块不能活动。因此，根据肿块活动度可判断癌肿的晚期程度。

乳房持续性疼痛是晚期乳腺癌的症状，这是众所周知，但早期乳腺癌也会出现乳房疼痛，且极轻微，多为钝痛、隐痛、刺痛或牵拉痛。据有的学者认为，乳房疼痛是早期乳腺癌的首发症状，约占1/3，已引起人们的注意。因此，对乳房疼痛者不应认为是生理性乳房疼痛，应进一步检查，特别是绝经期后妇女有明显的乳房疼痛，应引起高度警惕，并排除乳腺癌的可能性。

乳腺癌引起乳房皮肤改变有两个特征。一是“酒窝征”，即癌瘤侵犯乳腺组织及乳房悬韧带，并使其缩短，造成此处皮肤轻度向内牵拉而凹陷，酷似酒窝，是乳腺癌早期征象。二是“橘皮征”，即癌瘤浸润皮下及皮内的淋巴管，引起淋巴液回流障碍，局部皮肤出现水肿，皮肤毛孔处清晰可见，状如橘皮样，是晚期乳腺癌征象。

乳腺癌引起乳头改变有各种各样形状，其改变形状与癌瘤发生部位有关。癌瘤发生在乳头下或乳晕周围，乳头就会回缩和固定，如发生在乳房外周象限时，可造成乳头固定、扭曲、上翘等。少数乳腺癌患者可出现以乳头溢液为首发症状，尤其是导管内癌。乳头溢液多为浆液血性，多发生一侧乳头、单个乳管、自发性为特征。

此外，晚期乳腺癌转移到乳房皮肤还可出现皮肤“卫星结节”、皮肤红晕及溃疡等。

近代治疗乳腺癌的方法

乳腺癌是一种全身性疾病，并有其独特的生物学特性，治疗效果的提高有赖于掌握疾病发展规律，采取及时有效的综合治疗措施。对早期乳腺癌应采取以手术为主的综合治疗，而对不能手术的晚期病人可采用放疗、化疗和内分泌治疗等综合治疗。

手术是治疗乳腺癌最有效的方法，特别是对早期病人，能取得更理想的效果。国内病人对美容要求不很迫切，而是更迫切希望将癌瘤组织切除彻底，所以手术方式仍以乳腺癌根治术及扩大根治术为主，特别是无放射治疗设备的地方，乳腺癌根治术及扩大根治术还有其意义。近20年来，在欧美一些国家主张缩小手术范围，保留乳腺及生理功能，术后再补充放射治疗及化学治疗。

乳腺癌的放射治疗已有了新的认识，过去认为乳腺癌对放射治疗是属中度敏感，仅作为乳腺癌的一种辅助治疗。现今随着放射技术及设备的发展，其适用范围也有扩展趋势，但放射治疗的应用仍要根据临床适应症的选择及其与其他各种治疗方法的配合，建立一种综合性治疗，才能提高乳腺癌的治愈率。

乳腺癌是一种全身性疾病，在早期可以发生远处转移，即使癌灶直径小于1厘米，也有约20%～60%的病人发生远处转移，或是在手术操作过程中，因手术操作而引起癌细胞的血行播散。因此，化疗对乳腺癌的治疗对控制全身转移具有一定意义，而手术治疗及放射治疗等局部治疗对切除或消除病灶、防止复发具有独特优势。因此，三种治法是不能相互取代，只有互补作用的疗效，所以乳腺癌的治疗应着重综合治疗。

更年期妇女的乳房自我检查

乳房自我检查是早期发现乳腺癌的有效方法，方法简单易学，能发现异常，及时就诊。据统计资料证明，通过自我检查发现的乳腺癌多数是属Ⅰ期癌，而在洗澡、更衣或无意中发现乳房肿块，大约60%的乳腺癌是属于Ⅱ、Ⅲ期，已失去了根治的机会，所以说要提高早期乳腺癌发现比例，就是依靠广大妇女自我检查，这是一种最切合实际、最有裨益的方法。

怎样检查自己的乳房：

（1）察看乳房：自己直立位站在镜前，双手举起，察看自己的乳房，注意乳房表面有无局部隆起、凹陷，以及乳头有无抬高或内陷，然后将双手叉腰，用力撑在腰髋部。使胸肌紧张后对着镜子察看双侧乳房有无变化，特别注意两侧乳房是否对称，如有不对称的改变，就应高度重视，并到医院就诊。

（2）触摸乳房：触摸自己乳房要采用不同体位，首先是站立位触摸，即洗澡时，先将乳房皮肤表面淋湿，再擦上肥皂以滑润皮肤，有利于触摸及发现异常情况。此时用右手触摸左乳房，左手触摸右乳房，注意乳房上有无局部增厚或肿块。触摸乳房的另一种体位是平卧位，即自己平卧躺在床上，假如触摸右侧乳房则在右侧肩背部垫一个小薄枕头，并将右手放在头后，这样可使自己的乳房组织比较均匀地平铺在胸壁上便于触摸。触摸时用左手四指并拢。平放在右乳房上，轻轻触摸之，并按一定方向和顺序触摸及做圆周按压转动，最后挤压乳头，看看有无液体流出，继后触摸右腋窝有无肿大淋巴结。右侧乳房触摸完毕，用同样方法触摸左侧乳房、乳头及左侧腋窝淋巴结。

乳房自我检查时要注意几个问题，才能达到自我检查，自我发现乳腺癌的目的。

(1) 检查目的要明确。检查时要注意发现乳房外形有无改变，或有无局部隆起、凹陷、红肿及其他改变，乳头有无凹陷及溢液，如有异常变化应去医院进一步检查。凹检查方法要正确，用手触摸乳房的正确方法是手掌平伸，四指并拢，用最敏感的食指、中指和无明指的末端指腹轻轻触摸、滑功，或大面积揉按，也可用中指固定，其他两指触按，但不可以用手抓捏乳房，因为用手抓捏会将肿块与正常腺体混淆一起，无法做出正确的判断。

(2) 检查范围不能遗漏，触摸乳房检查要注意范围。乳腺的实际分布远远超过乳房隆起的部分，隆起外围的上下左右均有很薄的腺体延伸出来，特别是乳腺的外上部可延伸至腋下，切切不可遗漏。因此，检查的范围应包括整个胸前。

(3) 检查时注意体位的选择。如下垂的乳房应选择平卧位检查，避免下垂乳房的乳腺组织掩盖乳房下方的小肿块，平卧位时就容易暴露乳房下方的肿块。

(4) 检查时间要适时。乳房检查时间应包括检查间隔时间及月经周期中最合适的检查时期。一般是 3 个月自我检查 1 次，如果已经发现乳房上有肿块，应每月检查 1 次，30 岁以下青年女性及多次检查无异常发现的女性可适当延长间隔时间，但最长也不超过半年。在月经周期中，自我检查乳房应选择在月经来潮后 7 ~ 10 天最合适，这个时期是乳腺生理上最“平静”的时期，乳腺组织质地柔软，腺体较薄，容易发现异常。

冠心病发生的原因

冠心病是冠状动脉硬化后的结果，更年期后妇女发病率逐渐上升。随着年龄的增长，动脉壁弹性纤维日渐减少，动脉内壁有脂类物质沉积，动脉逐渐硬化。当冠状动脉内壁有脂类物质如米粥样斑块沉积而凸出到动脉管腔内，就使管腔狭窄或堵塞，引起冠状动脉内血流受阻，心肌发生缺血缺氧，并出现一系列症状，如心绞痛、心肌梗塞，或猝死。

冠心病是冠状动脉硬化的结果，那么，为什么会引起动脉硬化？主要与人体血液内存在的脂质（简称为血脂）成分异常有关。血脂包括胆固醇（包括游离及脂化两类）、甘油三酯（也称中性脂肪）及磷脂等。这些脂质在血液中不能单独存在，必须和某些蛋白质结合成脂蛋白后，才能进行循环运转。血液内的脂蛋白有4种，即乳糜微粒、低密度脂蛋白（即β脂蛋白）、极低密度脂蛋白（即前β脂蛋白）及高密度脂蛋白（即α脂蛋白）。由于这4种脂蛋白的结构、代谢、物理性质和化学组成不相同，因而与动脉粥样硬化发病的关系也不一样。乳糜微粒是一种来自食物的脂肪颗粒，主要含外源性甘油三酯，由于颗粒大，不能通过正常或有损伤的动脉内壁，因而与动脉粥样硬化的发病无关。低密度脂蛋白（主要含内源性胆固醇）与极低密度脂蛋白（主要含内源性甘油三酯）极易穿透损伤的动脉内壁，并沉着在其中，能加速动脉粥样硬化的形成，继而引起冠心病。高密度脂蛋白含量较少，颗粒又很小，能自由地进出动脉壁，不但不会沉积其中，相反还能将沉积在动脉壁中的胆固醇运送到肝脏进行代谢，因此具有抗动脉粥样硬化的作用。假如冠状动脉发生粥样硬化，心脏的血液受阻，产生了心肌缺血和缺氧，就产生了冠心病。因此，冠心病的妇女血浆内低密度脂蛋白质及极低密度脂蛋白的浓度显著升高，而高密度脂蛋白含量显著偏低。

冠心病的发生是多种原因引起，除了上述所述的脂质代谢异常引起动脉粥样硬化所致之外，还与遗传、饮食习惯、吸烟、高血压、肥胖等因素有关。近年来又通过大量流行病学调查，还证明了冠心病与行为、性格也有关。一种人表现容易激动，稍有不痛快就会大发脾气，引起肾上腺素分泌过高，另一种人虽然也易激动，但往往能压抑自己心情，即使内心不满，也不会表现出来。这种人血清去甲肾上腺素含量较高，最易患冠心病，病变发展也快。实验室研究资料又发现，这类行为性格的人，血胆固醇一般较高，甘油三酯也增高，凝血时间缩短，血管内红细胞流动缓慢，这些都是促进冠心病发病的因素。

妇女更年期后易发生冠心病

青年妇女冠心病发病率低，即使是发病其病情也轻，而绝经后冠心病的发病率是明显上升，与同龄男性发病率几乎相同。为什么绝经后妇女冠心病会上升呢？大量研究资料发现，绝经后妇女冠心病发生率上升是与雌激素水平下降而影响血脂的代谢有关。雌激素可使高密度脂蛋白增加20%～30%，并使低密度脂蛋白下降，促使胆固醇从组织中进入血液，然后再进入肝脏代谢排出，还可从血管壁清除胆固醇，增加脂蛋白分解，抑制脂蛋白合成，并作用于脂蛋白的受体，使其充分摄取脂质并清除之。在绝经后，随着雌激素降低，心脏的这些保护作用也随之减弱，促使动脉发生粥样硬化，产生非炎性的病变，使血管壁增厚和变硬。在早期动脉血管内膜出现小斑块，当脂质积聚过多。斑块的范围可扩大到内膜的表面，继而突出到血管腔，使血管腔变窄，影响心脏营养，出现胸痛、胸闷、气短、心跳过速或过缓，如发生心肌梗塞就会出现突然心绞痛，梗塞面积大会发生猝死。

更年期妇女冠心病发病率上升除与体内雌激素水平下降有关之外，还有一些其他因素可能引起脂质代谢异常。如更年期血管神经功能不稳定，对脂质代谢的调节及动脉壁的功能可能产生影响。此外，在这一年龄段妇女，糖代谢异常、肥胖和高血压等在部分妇女中也常发生，这些因素可间接影响脂质代谢和动脉壁的完整性，使脂质沉积在血管内膜上，继而引起血管腔狭窄。这些因素都成为更年期后妇女冠心病发病率上升的原因。

预防冠心病的方法

预防冠心病首先要积极预防动脉粥样硬化的发生，而最关键是防治脂质代谢异常。

前面所说的绝经后雌激素水平下降与冠心病发病率上升有关，所以有人认为雌激素可以预防冠心病，但不能用于治疗冠心病。曾经有人对610例雌激素功能不足者分两组进行观察，其中309例不用雌激素替代治疗，301例用雌激素替代治疗，通过5年以上观察，认为用药者冠心病发病率为9.3%，不用药者高达28.5%，说明雌激素对冠心病有预防作用。但有人提出雌激素不能用于治疗冠心病，因为在动脉硬化晚期，血管壁斑块形成增厚纤维化，使用雌激素反而不利，因雌激素可增加凝血第Ⅶ及第X因子，加速血小板聚集，并使小血管内皮增生，内皮下纤维化等，有助血栓形成，所以预防冠心病还应从调理日常生活、保持乐观情绪及参加适当体育锻炼入手。

合理的膳食调配既能控制体重增长，又能控制与冠心病发病有关疾病的发生，如高血压、糖尿病等；适当参加体育锻炼，也是减轻体重，预防过分肥胖，有益预防冠心病的重要措施。在调理日常生活中，必须戒烟。吸烟是诱发冠心病的第一危险因素。因为吸烟能使血液内胆固醇、甘油三酯、低密度脂蛋白升高，高密度脂蛋白浓度下降；烟中还有有害物质能损害动脉内膜，使脂肪易于沉积。因此，吸烟者冠心病发病率均高于不吸烟者，戒烟对预防冠心病十分重要。

既然行为和性格与冠心病息息相关，预防冠心病就要注意自己的情志活动，要强调“养生莫若养性”，去掉私欲杂念，保持乐观的情绪，开朗的性格，并通过“养性”，改变自己火爆的脾气，对预防冠心病是有积极的意义。

预防冠心病不是中老年人的事，应从婴儿时期就要开始，提示了做父母者或做婆婆的更年期妇女要重视这一科学知识。冠心病是从婴儿时期开始，只是到成年后才出现心脏病症状。出生后20天的婴儿，主动脉壁上就可发现脂纹，出生到9岁可发现血管内膜逐渐增厚，10岁到19岁可见较明显脂纹，20岁至29岁就见斑块，40岁以后则可出现冠心病症状。因此，预防冠心病要从小开始，特别要预防儿童肥胖，虽然肥胖对儿童来说尚不是一种疾病，但儿童肥胖多数可延续至成年，并成为日后高血压、冠心病、动脉硬化、心肌梗塞和糖尿病的主要诱因。因此，干预儿童肥胖已被国际医学界视为成年人心血管疾病的一级预防的主要部分，其办法是不要给婴幼儿吃过多的脂类食物，如肥肉、奶油、巧克力糖等，避免孩子肥胖超过体重。还要培养孩子爱好运动的习惯，每天坚持户外活动。早期发现和控制儿童的高血压。并定期做健康检查，包括血压、血脂和尿糖等。总之，预防更年期妇女冠心病，应从婴幼儿期开始。

更年期妇女易患糖尿病

糖尿病是一种常见病，属于有遗传倾向的代谢内分泌疾病。是由胰岛素分泌不足引起，可发生于任何年龄，但更年期后的妇女发病率明显上升，已成为绝经期重点防治疾病之一。

糖尿病是胰岛素分泌不足的代谢性内分泌疾病。由于胰岛素分泌不足，葡萄糖不能被细胞充分利用而蓄积，使血糖升高，同时非糖物质转化为糖原的异生糖原又得不到抑制，也使血糖升高，并从尿中排出大量的糖。另一方面，平时摄食过多，消化吸收的葡萄糖增多，可使人体内所分泌的胰岛素显示相对性不足，同样能使葡萄糖不能转变成糖原而贮存，故使血糖升高，这是糖尿病发病的一般机理。但为什么糖尿病的发病率是随着年龄增长而上升？特别是妇女进入更年期之后发病率明显上升，这是由于更年期体内激素调节功能紊乱，机体糖耐量降低，胰岛素对血糖的调节作用减弱，加之体力活动减少，因而更年期易出现血糖上升，甚至发生糖尿病，所以更年期和老年期妇女成为糖尿病防治的主要对象。

更年期妇女糖尿病多属原发性糖尿病，这是决定于更年期糖代谢特点。由于胰岛素的分泌与垂体、肾上腺皮质类固醇及性激素之间有一定的相互联系，特别是雌激素有刺激胰岛素分泌的作用，而在更年期后雌激素减少，对胰岛素的刺激作用减弱，引起胰岛素分泌不足，影响糖的氧化和利用，因而引起血糖上升。另一方面，有人也认为生长激素及促肾上腺皮质激素也在起作用，它能使糖原分解、糖原异生，致糖代谢降低而出现尿糖。有些更年期妇女体力活动减少，使糖的氧化利用率降低，或进食增多，引起肥胖，体重增加。由于脂肪在体内的堆积，脂细胞增大，细胞膜上胰岛素受体密度减低，对胰岛素敏感性下降，都能引起糖代谢紊乱而使血糖升高或出现尿糖。

更年期糖尿病的特点

更年期糖尿病多为原发性糖尿病，临床表现典型者可出现常常所说的“三多一少”（即吃得多、喝得多、尿得多和体重减轻）。但更年期妇女糖尿病多属非胰岛素依赖型糖尿病，症状轻微，不会出现典型的“三多一少”症状。因此，常常要认真询问病史，才能发现糖尿病的其他临床特点为线索来提供诊断。例如，注意有无肥胖，将 40 岁以上妇女体重超过正常标准体重 20%，应视为肥胖并列入糖尿病的高危因素，特别是肥胖的更年期妇女伴有外阴瘙痒或皮肤瘙痒，或易生疮疖而难治愈，或有末梢神经炎者，都应高度注意有无糖尿病，应进一步检查或作葡萄糖耐量试验，以取得及时诊断和及时治疗。

更年期糖尿病的治疗

更年期糖尿病大多数不是胰岛素依赖型，所以病情较轻，即使是病情较重，饮食控制疗法，包括控制饮食的数量和质量，都能控制病情发展。饮食控制疗法是治疗糖尿病的基础疗法，但要注意以下几个事项：

（1）控制饮食要与控制体重相结合，所以总热量摄入不能超过需要量。根据病情、体重、工作性质，将每日主食控制在250克至450克，减少脂肪摄入，适当进食含有蛋白质的食物，如鱼、瘦肉、豆制品及牛肉干等。

（2）要适当限制进食含糖分的食物，少吃含脂肪及胆固醇多的食物，以植物油代动物油，蔬菜及富含纤维素的食物可多吃。

（3）根据自己平时膳食的习惯及喜欢吃什么食物和不喜欢吃哪些食物，制定自己食谱，尽量做到多样化，避免单调无味。

（4）控制饮食和调节自己食谱是否合理，就要靠病人自己学会检测尿糖方法，并根据检测尿糖结果来调节自己的膳食，同时还要定期到医院检查血糖，判断自己控制饮食是否合理。

运动疗法治疗糖尿病越来越受重视，通过运动来促进代谢物质的转运、激素的调节及生化和组织化学的变化。由于运动时能促进肌肉对葡萄糖的摄取，使过高的血糖下降。此外，运动还能增强抗病能力，防止感染，又能减轻体重，降低血脂，减轻和推迟动脉硬化。但运动不要在胰岛素高峰时间和感饥饿时进行，以防低血糖发生。运动要注意适度的运动量，以运动后不感疲劳为宜，逐渐增加运动量，并要持之以恒。

药物治疗糖尿病是不可缺少的方法。由于更年期糖尿病多属非胰岛素依赖型，病情较轻，所以一些口服降血糖药物都有很好的疗效，如磺脲类有甲磺丁脲（D860）、氯磺丙脲、优降糖；双胍类有降糖灵及降糖片等。对病情较重者，胰岛素仍是主要的治疗药物，必须遵照医生的意见进行用药。药物治疗糖尿病如出现低血糖，就应到医院就诊治疗。

第五章　妇女常见病药膳

流　　产

流产是指妊娠在28周前终止，胎儿体重在1000克以下者。流产包括自然流产及人工流产，前者是指胎儿尚无独立生存能力，也未使用人工方法，而因某种原因胚胎或胎儿自动脱离母体而排出，后者是指因某种原因，应用人工方法终止妊娠者。自然流产可分早期流产和晚期流产两种，早期流产发生在妊娠12周前，晚期流产发生在妊娠12周以后。

先兆流产是指妊娠在28周以前，出现阴道出血或小腹疼痛，子宫颈口未开，妊娠产物尚未排出，有希望继续妊娠者。

【病因与表现】

流产的原因很多，而遗传因素，基因异常和自然流产为最常见的原因。早期流产时，染色体异常占50%～60%，染色体异常可表现在数目异常和结构异常。流产物表现为胚胎退化或已消失，则孕卵枯萎现象。外界山于孕妇接触有毒物质或放射线物质，这些有毒物质有直接作用于胎儿体细胞，通过胎盘影响胎儿。孕妇患急性传染病可使胎儿死亡，以致流产。孕妇合并内分泌疾病，可影响脱膜、胎盘、胎儿发育，导致流产。孕妇妊娠后母儿双方免疫不适应而导致白体排斥胎儿以致发生流产，母儿血型不合常可引起流产。

【食疗药膳】

（1）黄酒鸡蛋羹：黄酒40毫升，加入适量水，取鸡蛋黄5个加入食盐少许。每天3次，连服5天。

（2）糯米阿胶粥：糯米90克，阿胶15克。先将糯米煮成八成熟后再将阿胶倒入粥内，搅匀。空腹食用，每天1次，连服5天。有润肺滋阴、养血、止血、安胎作用。

（3）安胎鲤鱼粥：糯米80克，鲤鱼1条约1000克，苎麻根15克。将鲤鱼去肠杂，洗净切段先煎汤，再将苎麻根放入鲤鱼汤内，加入少许葱、姜、盐、糯米入汤内煮粥，空腹食用。每天1次，连服3天。治疗妊娠出血，有安胎、止血作用。

（4）蜂蜜香油膏：蜂蜜200克，香油100克，用文火煮沸，凉后搅匀食用。每天2次，每次1汤匙，连服3天，用于治疗先兆流产漏血症。

（5）陈皮粥：陈皮10克，良姜15克，苎麻根30克，将三味药研为细末，水煎后取汁，加粳米煮粥，加入少许食盐。每天早、晚服用，用量不宜过大，具有安胎、理气、温中作用。

（6）柠檬取汁饮：将柠檬切碎，用柠檬肉汁，每次取10毫升，沸水冲服。每天2次，连用5天，可治漏血、腹痛等症。

【单方验方】

（1）黄体酮20毫克肌注，每天1次，连用7～10天。

（2）葱白根、灶心土、艾叶适量，水煎服。每天3次，连服3天。

（3）扁豆30克，水煎服。每天3次，连服3天。

（4）白术、熟地各30克，黄芪7克，水煎服。每天3次，连服5天。

（5）鲜苎麻根60克，用水煎成浓汁去渣。每天3次，连服3天。

（6）阿胶、苎麻根各15克，砂仁10克，水煎服。每天3次，连服5天。

(7) 丝瓜藤40克，水煎服。每天3次，连服5天。

【预防】

(1) 加强孕期保健卫生，一旦发生流产症状，应给于妥善处理。

(2) 饮食应注意勿过热、过冷、过于辛辣刺激或寒凉生冷食物。

(3) 妊娠期用药要慎重，勿用理气活血药物。

(4) 避免重体力劳动，适当休息，保证一定时间的睡眠。

妊娠呕吐

妊娠呕吐是妊娠的一种特有的疾病，一般发生在6~12周，约有50%孕妇程度不同的患有此病。轻者仅有食欲不振，择食，清晨呕吐，于妊娠2个月消失，称为早孕反应。重者呕吐频繁，不能进食，造成严重饥饿，脱水、酸中毒。

【病因与表现】

妊娠早期体内雌激素分泌增高，早孕阶段卵巢的妊娠黄体及胚胎的合体细胞滋养层，含有丰富的芳香酶，不断地增加雌激素的分泌量，以供胚胎生长需要。妊娠后体内绒毛膜促性腺激素（HCC）分泌增加，受精后60~70天，体内HCC达到高峰。由于激素刺激，可致呕吐发生。另外，HCC可使胃酸分泌减少，当盐酸浓度低时，胃的蠕动减慢，肌张力降低，排空时间长，胃内压力增高，迷走神经兴奋，以致呕吐。精神因素，使早期人脑皮层兴奋降低、皮层中枢的抑制作用减退、丘脑下部植物神经紊乱及孕妇情绪不稳等。

【食疗药膳】

(1) 鲫负粳米粥：鲫鱼1条，粳米60克，生姜5片，煮粥食用。每天3次，连服6天。

(2) 麦冬生地粥：鲜麦冬60克，鲜生地汁60毫升，生姜、苡米各15克，粳米100克。先将苡米、生姜、粳米煮熟后，加麦冬与生地汁调匀。空腹食用，每天2次，连服3~5天。

（3）藿香粥：藿香15克，大米100克。将藿香煎水去渣再加入粥内食用，每天2次，连服3天。

（4）韭菜、生姜适量，白糖少许。将韭菜、生姜捣烂取汁，开水冲服。每天3次，连服3天。

（5）芦根生姜汤：生姜20克，芦根30克，水煎服。每天3次，连服3天。

（6）鸡蛋1个，米醋50毫升，白糖30克。将醋和白糖煮开，再打入鸡蛋，熟后全部食之。每天2次，连服3天。

（7）姜汁砂仁粥：生姜汁10毫升，砂仁5克研末，大米100克。大米煮熟后加入砂仁及姜汁食用。每天2次，连服3天。

（8）阿胶奶：阿胶10克，鲜牛奶200毫升。将牛奶煮熟后加入阿胶。每天2次，连服3天。

（9）生姜乌梅饮：生姜10克，乌梅肉10克，红糖适量水煎服。每天2次，连服3天。

（10）姜汁5滴，陈皮10克，糖水10毫升，温水冲服。每天可数次。

【单方验方】

（1）柿蒂20克，灶心土35克。滤后服用，每天2次。

（2）生姜片舌下含服，每天4次。

（3）陈皮5克，竹茹15克。水煎服，每天3次。

（4）芦根50克，竹茹30克。煎汤取汁加蜜糖温服，每天2次。

（5）黄芪3克，竹茹6克，干姜2克，灶心上60克（泡开去渣）。取汁入药煎服，每天3次。

（6）黄连6克，苏叶12克。水煎服，每天3次。

【预防】

（1）给予精神劝阻，解除对妊娠的顾虑，注意休息，保证充分睡眠，避免过度疲劳。

(2) 饮食应少量多餐，进清淡易消化的食物，禁止食用油炸、高脂肪、味道过浓、辛辣食物。

妊娠水肿

孕妇在妊娠末期，常发生面部及肢体浮肿者，叫妊娠水肿。如仅发生在踝关节以下，无其他不适症状，则属生理现象，不需特殊治疗，可自行消失。如果发生小腿以上以及腹部则应引起重视。

【病因与表现】

妊娠水肿西医称为水、钠潴留。中医认为“脾肾阳虚”，水湿停滞所致，如孕妇脾胃肾虚，脾阳受损，过食生冷食物，使脾失去健运，水湿不化，停于体内，流于面部、腹部、四肢而致水肿。另外，妊娠后阴聚于上以养胎，影响肾阳，使膀胱气化不利，水聚于胞宫，泛溢于外而发生水肿。水肿多由踝部开始，渐延至小腿、大腿、外阴部、腹部。水肿部位隆起，皮肤紧张，甚至发亮，按之成陷凹等。

【食疗与药膳】

(1) 羊肉冬瓜汤：羊肉、冬瓜各 100 克，葱、姜、盐适量。将冬瓜加入调料煮熟后，再放入羊肉。每天 3 次食用，连服 5 天。

(2) 新鲜冬瓜 50 克，粳米 100 克。将冬瓜带皮切成小块，与粳米一起煮粥食用。每天 3 次，连用 5 天。

(3) 冬瓜皮 50 克，赤小豆 50 克。水煎服，每天 1 剂，连服 5 天。

(4) 纤小豆 50 克，粳米 60 克，白糖适量。将红小豆砂锅点烂后加入粳米，粥熟后加白糖食用。每天 3 次，连服 5 天。

(5) 鲤鱼煲冬瓜：鲤鱼 1 条，冬瓜 100 克。将冬瓜切碎块，将鲤鱼去内脏，共同放锅煮熟后加入调料，少许盐，吃鱼喝汤。每天 1

次，连续食用 3 天。

(6) 南瓜子 50 克，炒熟后水煎服。每天 1 次，连服 3 天。

(7) 红糖黑豆汤：红糖 30 克，黑豆 100 克，加水 500 毫升，文火煮熟后食用。每天 1 次，连服 5 天。

(8) 黄花鱼 150 克，大蒜 35 克。黄花鱼去内脏，大蒜去皮切碎块，加水适量，共入砂锅文火煮熟后，加入少许食盐食用。每天 3 次。

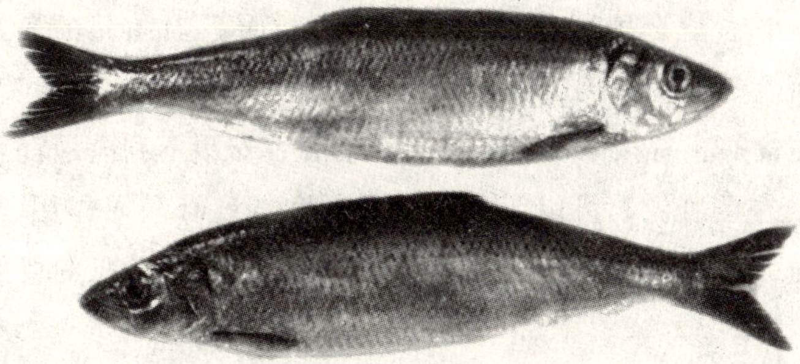

(9) 茯苓 15 克，大米 50 克，红枣 10 枚，加水 500 毫升，煮粥食用。连用 3 天。

(10) 赤小豆、绿豆、黑豆各 100 克，水 500 毫升。用砂锅将其煮熟后加入少许白糖食用。每天 2 次，连续食用 3 天。

(11) 玉米须、赤小豆各 30 克。将赤小豆煮熟，纱布包裹玉米须放入锅内，再煮 10 分钟，去掉纱布食用。每天 1 次。

(12) 菊花、冬桑叶各 4 克，茶叶 3 克，用开水泡 15 分钟后代茶饮。每天可数次。

(13) 生地 30 克，麻鸭 1 只，天麻 15 克，食盐、味精少许，煮熟后食肉饮汤。每天 2 次。

【单方验方】

(1) 泽泻 10 克，赤小豆 30 克，茯苓 15 克。水煎服，每天 1 剂。

(2) 白术 15 克，大腹皮、陈皮、茯苓各 10 克。水煎服，每天 1 剂。

（3）茯苓10克，冬葵子20克。水煎服，每天1剂。

（4）杜仲、枸杞子各15克，干姜6克。水煎服，每天1剂。

（5）肉苁蓉20克，胡椒、陈皮、草果各5克。水煎服，每天1剂。

【预防】

（1）普及产前检查，定期对孕妇做有关检查，以便了解孕妇体重、血压、水肿、蛋白尿等。

（2）饮食应选用营养而不燥烈，渗利而不损胎儿的食品为宜，如米、面、冬瓜、瘦肉、豆类、鲤鱼、鸡、鸭为宜。对生冷、油腻及咸味的食品，有损于脾、伤肾，对消肿、安胎不利应忌食。

（3）左侧卧位，可以纠正右旋的子宫，且有利尿作用，解除其对下腔静脉及右肾血管的压迫，有利于改变子宫、胎盘的血液循环。

产后出血

胎儿娩出后24小时内出血量超过500毫升者称为产后出血。如不积极治疗可有生命危险。

【病因与表现】

（1）产后宫缩乏力，使子宫不能正常收缩和缩复，从而不能关闭胎盘附着部子宫壁血窦而致过多流血。子宫过度膨胀，如双胎、巨大儿、羊水过多，使子宫肌纤维过度伸展，影响子宫收缩。

（2）软产道损伤，胎儿过大，产力好、产程快，造成阴道壁或宫颈撕裂伤。

（3）胎盘残留，胎盘嵌顿，胎盘植入等均可造成产后出血。临床表现：心慌、出冷汗、头晕、脉细弱、血压下降、面色苍白、烦躁不安、不省人事。产后大出血为产科急症，应及时到医院查明原因，除立即采取止血、输血、抗休克治疗外，应及时进行食疗，使之尽快康复。

【食疗药膳】

（1）参芪炖羊肉：党参、黄芪、当归头各25克，羊肉500克，黄酒50毫升。羊肉洗净切块，加水适量，隔水炖至羊肉熟烂，加入调味品。每天1剂，分3次服用，连服3~4剂。

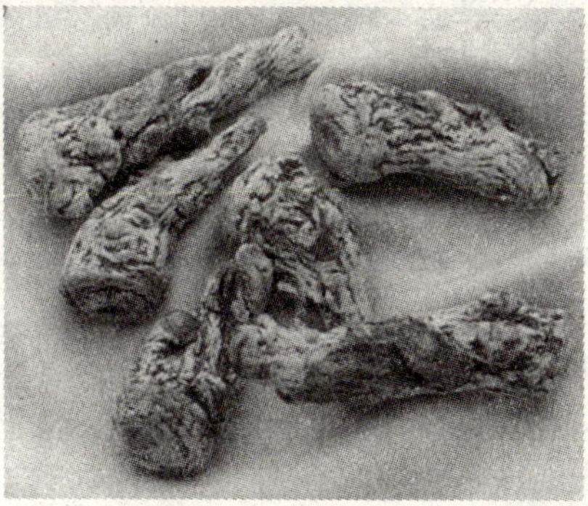

（2）参豆粥：红参10克，黄豆50克，红糖25克。将红参、黄豆熬成粥状，加入红糖调匀食用。每天1次，连服2天。

（3）参姜粥：人参末、姜汁各10克，大米60克。将大米煮成粥，再加入人参末、姜汁搅匀。每天2次，连服2天。

（4）麦冬五味子茶：麦冬20克，五味子10克，共研成粉。开水泡饮，每天2次。

（5）生地益母草酒：生地、益母草各20克，黄酒200毫升。将药、酒放入炖盅内，隔水炖30分钟。饮服，每天2次。

（6）醋鸡蛋：鸡蛋3个，醋、黄酒各一杯。鸡蛋去壳放碗内，加入醋、酒搅拌均匀，放煲内煮开。分两次服用，每天1次，连服5天。

【单方验方】

（1）首乌30克，粳米60克。煮粥食用，每天1次。

（2）龙眼30克，白糖3克，放入碗内蒸20分钟。用开水冲服，每次1匙，每天2次。

（3）黄花30克，粳米100克，红糖25克，陈皮末1克。将黄花煎汤后，再把粳米、红糖放入，粥熟后调入陈皮末少许。每天2次，早晚服用。

【预防】

(1) 加强早孕期检查，凡有血液病不宜妊娠。

(2) 对子宫收缩乏力者，待胎肩娩出后，肌肉注射10个单位催产素并继续静脉点滴催产素。

(3) 提高接生技术，避免不必要的软产道损伤，胎盘娩出后，仔细检查胎膜，有无副叶胎盘等。

(4) 产后应认真观察，测量血量，以利准确估计产后出血量。

盆腔炎

女性内生殖器周围组织及盆腔腹膜发生炎症称为盆腔炎。盆腔炎为妇科常见病，炎症可局限在一个部位，也可以几个部位同时发病。临床上分为急、慢性两种，急性炎症可能引起弥漫性膜炎、败血症以及感染性休克等。慢性炎症久治不愈，后复发作，给病人造成痛苦。因此，应重视盆腔炎的防治。

【病因与表现】

引起盆腔炎症的病原体为葡萄球菌、大肠杆菌、厌氧菌等。

感染一般发生在产后或流产后，分娩后产妇宫口未闭，病原体侵入宫腔或手术无菌操作不严格而发生感染，如宫腔内放置节育环，刮宫术，输卵管管通气术，官腔镜检查等，手术消毒不严格，生殖道原有慢性炎症，经手术操作而引起急性发作或扩散。经期不卫生，经期性交，邻近器官的炎症直接蔓延，慢性盆腔炎急性发作等均可引起本病。临床上主要表现为下腹部疼痛、高热、寒战、头痛、食欲不振。如有腹膜炎则出现消化系统症状，如恶心、呕吐、腹胀、腹泻。

【食疗药膳】

（1）马列齿苋车前草汤：马列齿苋 60 克、车前草 30 克，共煎汤代茶饮，连服 7 天。

（2）槐花苡米粥：槐花 10 克，苡米 30 克，冬瓜仁 20 克，大米 250 克。将槐花、冬瓜仁煎汤去渣，再放入苡米及大米煮粥食用。每天 2 次。

（3）败酱紫草汤：败酱草 50 克，紫节根 15 克，红糖 25 克。将前两味煎汤后加入红糖服用，每天 2 次。

（4）荞麦散：炒荞麦研末。每次 6 克，每天 2 次，连服 7 天。

（5）丹参香附煲鸡蛋：丹参 30 克，香附 15 克，鸡蛋 2 个，加水同煮，熟后剥去蛋壳再煮片刻，去药渣，吃蛋饮汤。每天 2 次。

（6）山楂佛手苦荧菜汤：山楂 30 克，佛手 15 克，苦荧菜 60 克水煎服。每天 2 次。

（7）绿豆 100 克煮沸勿烂，滤水饮用，每天数次，连服 3 天。

（8）山楂 30 克，水煎。代茶饮。

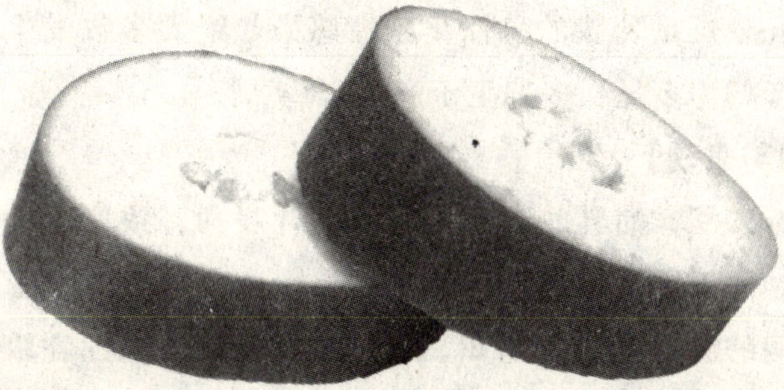

【单方验方】

（1）桃仁、三棱、莪术、红花各 10 克。水煎服。每天 1 剂，连服 7 天。

（2）败酱草、白花蛇舌草、鱼腥草各 30 克。水煎服。每天 1 剂，连服 7 天。

（3）白花蛇舌草 50 克，入地金牛 6 克，穿破石 15 克。水煎服。每天 1 剂，连服 7 天。

(4) 丹参、益母草各30克。水煎服。每天1剂，连服7天。

(5) 苡米、银花各30克，香附、枳壳各10克。水煎服，每天1剂，连服7天。

【预防】

(1) 做好经期、孕期、产褥期卫生。

(2) 严格掌握产科、妇科手术指征及做好术前准备，术中注意无菌操作，包括人工流产、诊断性刮宫，宫内放置节育器。术后做好护理，预防感染。

(3) 彻底治愈急性盆腔炎，防止转为慢性。

(4) 加强体台锻炼，增强自身抵抗力。

(5) 饮食吃清淡易消化食物，忌吃酸辣油炸等刺激食物。

急性乳腺炎

急性乳腺炎是乳腺的急性化脓性感染。绝大多数发生子哺乳的产妇，初产妇为多见，多发生于产后3~4周。

【病因与表现】

乳汁有郁积，哺乳时，婴儿未将乳汁吸净，致使乳汁郁积在乳腺小叶中。由于乳头皲裂，细菌从裂口侵入，再经淋巴管蔓延至皮下和腺叶间的脂肪和结缔组织，引起蜂窝织炎，急性乳腺炎的病原菌主要为金黄色葡萄球菌。临床上主要表现为：畏寒、发热等全身症状。乳腺肿胀疼痛，肿块界限不清，触痛明显，皮肤表面发红，肿胀明显时，腋下可扪及肿大淋巴结，如脓肿形成时，乳头可排出脓液。

【食疗药膳】

(1) 蟹爪陈酒饮：蟹爪尖15克，陈酒200毫升。先将蟹爪焙干研末，分数次用陈酒冲服。

（2）黄花菜煲猪脚：黄花菜 60 克，猪脚 1 个，水 1000 毫升。黄花菜切碎，猪脚切块，煮熟食用。每天 1 次，连服 5 天。

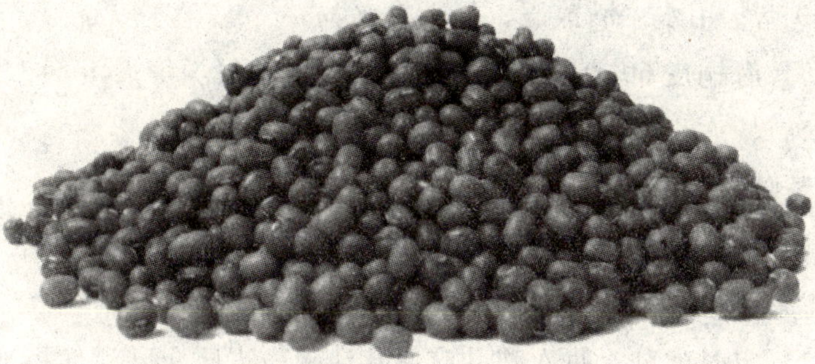

（3）岗梅根煲鸭蛋：岗梅根 60 克，鸭蛋 1 个，水 1000 毫升。煮至蛋熟后去皮，再煎 15 分钟，去药渣，饮汤吃蛋。每天 1 剂，连服 3～5 天。

（4）大飞杨草 30 克，豆腐 500 克，水 1000 毫升。煮熟后加入少许盐，饮汤吃豆腐，每天 2 次，连服 3 天。

（5）油菜汤：油菜 250 克，水 1000 毫升。水煎服。每天 3 次，连服 5 天。

（6）蒲公英糖水：蒲公英 60 克，蜂房、地丁各 15 克，白糖 25 克。前三味药先煲，去渣取汤，加入白糖服用。每天 1 次，连服 7 天。

（7）蒲公英 50 克，大米 150 克。先将蒲公英煎汤去渣后，放入大米煮粥，分 3 次食用，一天内食完，5 天为一疗程。

（8）乳鸽 1 只，绿豆 50 克，水适量。隔水炖熟食用。海隔 3 天 1 次，可服数次。

（9）黄芪炖乳鸽：黄芪 30 克，枸杞子 15 克，乳鸽 1 只，水 1000 毫升。隔水炖熟，饮汤食肉。3 天 1 次，连服 5 次。

【单方验方】

（1）仙人掌适量，捣烂外敷，每天 1 次。

（2）仙鹤草、黄柏各 6 克，捣烂外敷。

(3) 丁香研细末，可治乳头破裂。

(4) 鲜马兰加少许盐捣烂，用米醋拌糊状，涂敷患处。另用马兰根60克，用水、酒煎服，每天1次。

(5) 海桐皮60克，红砂糖30克。水煎服。每天1剂，分3次服用。

【预防】

(1) 防止乳汁郁积，保持乳头清洁，避免损伤。产前常用酒精擦洗乳头和乳晕，促使皮肤变坚硬。

(2) 定时哺乳，每次哺乳应使乳汁吸净，防止乳汁郁积过多。

(3) 哺乳后应清洗乳头，注意勿让婴儿含乳头而睡，防止乳头破损和皲裂，如已发生，积极治疗。

闭　经

闭经是妇科疾病中最常见的症状，可由各种不同原因引起。凡年过18岁仍未行经者称为发原性闭经。在月经初潮以后，正常绝经以前的任何时间内月经停止超过6个月称为继发性闭经。因先天性生殖器官发生异常或后天器官损伤而无月经者，非药物能奏效，在本节不做论述。

【病因与表现】

由于子宫内膜损伤或粘连，结核性或非结核性子宫内膜炎，人工流产后，产后出血，刮宫过度损伤了子宫内膜等，均可发生闭经。垂体前叶功能减退，营养不良，口服避孕药，多囊卵巢综合征，早产等均可引起继发性闭经，临床常有肝肾不足，气血虚弱，气滞血淤，痰湿阻滞等。

【食疗药膳】

(1) 肝肾不足治法，补肾养肝调经

①白鸽煮黄酒：白鸽1只，黄酒适量，加水1000毫升。煮烂后食用，每天1次。

②鳖鱼瘦肉汤：鳖鱼1只，猪瘦肉150克，加入少许盐，熟后食用，每天1次。

③白鸽鳖甲汤：白鸽1只，鳖甲60克。将鳖甲砸碎放入白鸽腹内，加水适量煮烂食用。每天1次。

④山楂30克，煎浓汁，再调红糖30克，略沸溶化。每天2次，空腹服用，连服5天。

⑤鲜红鸡冠花24克，瘦猪肉60克水煎服，每天2次，连服5天。

⑥黄花菜、当归身各30克。两味药同煎去渣，再用其水加瘦猪肉100克同煮，喝汤吃肉，每天2次。

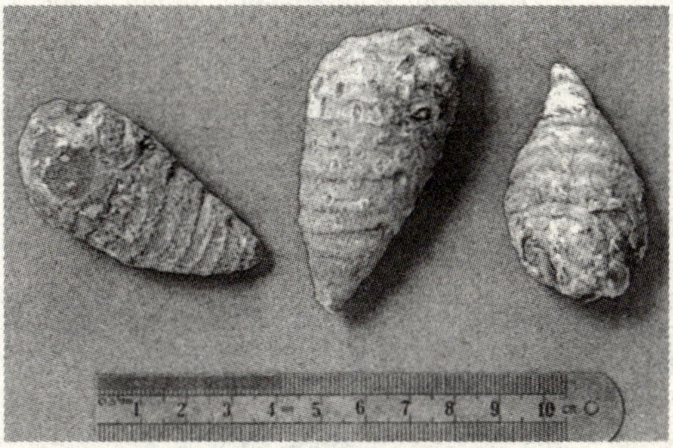

⑦红葱头100克，瘦猪肉500克。同煮烂后食用，每天2次。

⑧青蛙黄豆汤：青蛙1只，黄豆30克。青蛙去内脏，切段，与黄豆加水适量煮至黄豆烂，加入少许油、盐食用。每天2次。

（2）气血虚寒治疗：补气养血调经

①十全大补汤：党参、炙黄芪、炒白术、酒白芍、茯苓各10克，炒川芎、炙甘草各6克，熟地、当归各15克，桂圆3克，共用水煎后去渣。然后放入墨鱼、猪肚各50克，猪肉500克，生姜30克，加入适量调味品同煮，喝汤吃肉。每天2次。

②黄芪、当归各60克，羊肉250克。同煎喝汤吃肉。每天2次。

③鸡蛋当归党参汤：鸡蛋2个，当归、党参各15克。鸡蛋先煮熟去壳，再与药水同煎。吃蛋喝汤。每天2次。

④黄芪杞子炖乳鸽：黄芪、枸杞子各30克，乳鸽（只去内脏）1只，加水适量，炖熟。吃肉饮汤。每天2次。

⑤猪肝红枣煮木瓜：猪肝150克，红枣20个，番木瓜1个，加水500毫升。煮熟后食用。每天2次。

⑥黄芪30克，当归35克，羊肉500克，生姜50克。将羊肉切碎块，当归、黄芪纱布包好，加水适量，煮熟后加入调味品食用。每天2次。

⑦鸡血藤煲鸡蛋：鸡血藤60克，鸡蛋2个。蛋熟后去皮再煮片刻。加入白糖30克食蛋饮汤。每天2次。

（3）气滞血瘀治疗：理气化瘀通经

①红花糯米粥：红花、当归各10克，丹参15克，糯米250克。将三味药煎汤后去渣，后将糯米放入煮粥。空腹食用，每天2次。

②红糖、大枣各60克，老姜15克。水煎服代茶饮，直至月经来潮。

③桃仁粥：桃仁15克，粳米100克。先将桃仁捣烂如泥，加水研汁去渣，同粳米煮稀粥。空腹服用，每天2次。

④木耳、苏木各30克，酒适量，水1000毫升。煮成500毫升后服用。每天1次。

⑤红花酒：红花50克，黄酒1000毫升。浸泡1周后服用。每次50毫升，每天2次，每月连服6天。

⑥月季花汤：月季花6朵，水500毫升，煎后去渣，加冰糖20克，加黄酒10毫升。温服，每天2次。

⑦莪术瘦肉汤：莪术15克，猪瘦肉60克，少许食盐，加水同煮。吃肉饮汤，每天2次。

（4）痰湿阻滞治疗：化痰利湿，活血通经

①苡米山楂粥：苡米35克，山楂、炒扁豆各15克，红糖20克。

同煮粥食用，每天2次。

②荷叶粥：鲜荷叶50克，大米250克。煮汤食用，每天2次。

【单方验方】

（1）炒桃仁。桃仁炒黄，每服6克，每天1剂。

（2）山楂、鸡内金各9克，研末。早、晚各服9克，连续服用。

（3）柏子仁10克，猪肝30克。柏子仁研碎与猪肝同煮，熟后服用。每天1次，连服3次。

（4）苡米根50克，水煎服。每天2次。

（5）益母草、红糖各60克，加水煎去渣。每天1次，连服3天。

（6）红糖30克，丹参20克，水煎服。每天2次，饭后服，连服7天。

（7）冰糖60克，白酒500毫升，鸡血藤60克。泡7天后服。每次30毫升，每天2次。

（8）淫羊藿25克，山萸肉10克，罗布麻12克。水煎服，每天2次。

（9）鲜桃叶适量，水煎服。

（10）生山药、鸡内金各100克，共研细末。每天2次，每服15克，开水送服。

【预防】

（1）适当加强体育锻炼，合理安排工作、生活，避免精神过度紧张。改善环境，增加营养，去除慢性病灶。哺乳时间不宜过长，对肥胖患者应劝阻适当限制饮食及水钠摄入。

（2）慎重从事人工流产手术及诊断性刮宫术。正确使用口服避孕药。做好随访工作，发现异常及时处理。

（3）月经期应尽量保持心情愉快，避免过度悲伤和烦恼。经期禁止性生活，以防引起子宫内膜炎症。

（4）经期内少吃强烈刺激性食品，如辣椒等。

（5）经期注意保暖，过冷容易引起卵巢功能紊乱而导致闭经。

痛　　经

凡在行经前后及行经期出现腰痛，腹痛，下腹坠胀，影响生活和工作者称为痛经。痛经分为原发性和继发性两种。前者是指生殖器官无器质性病变的痛经。后者是指由于生殖器官某些器质性病变而引起的痛经，这里主要介绍原发性痛经。

【病因与表现】

（1）常见病因有：①子宫颈狭窄，一般痛经发生在月经来潮之前，一旦经血外流通畅，疼痛随之而消失。②子宫发育不良容易引起血液供应异常，造成组织缺血，局部缺氧，而引起经前及经期疼痛。③子宫极度前屈和后屈。④精神、神经因素。⑤遗传因素。⑥内分泌因素等。

（2）临床上主要表现下腹部疼痛，重者放射至肛门、外阴及腰骶部。面色苍白，恶心、呕吐、头晕、乏力，严重者可发生虚脱。

【食疗药膳】

（1）归芪酒：当归、黄芪各 150 克，红枣 100 克。加白酒 600 毫升，密封。每天服 2 次，每次 10 毫升，7 天为一疗程，可治气血虚弱型痛经。

（2）丹参田七酒：丹参 50 克，田七片 30 克，米酒 500 毫升。将两药浸泡于酒内，15 天后服用。于月经前两天开始服，每次 10 毫升，每天 3 次，连服 5 天。

（3）姜黄鸡蛋：姜黄 20 克，鸡蛋 2 个，甜酒一杯。鸡蛋水煮后，去皮，与姜黄共煮，取鸡蛋加甜酒一杯同服。在行经前 3 天开始服用，连服 7 天。

（4）山楂酒：山楂片 200 克，白酒 400 毫升。将山楂放入白酒内浸泡，密封瓶口，一周后饮用。月经前2天开始服用，每次10毫升，连服7天。

（5）姜艾煮鸡蛋：生姜15克，艾叶9克。将艾叶、生姜切碎，与鸡蛋2个放入锅内，加水500毫升同煮，将鸡蛋煮熟后去皮，再放入原汤内煮5分钟，饮汤吃蛋。行经前3天开始服用，每天1次。

（6）益母草煮鸡蛋：益母草50克，延胡素15克，鸡蛋2个。加水500毫升同煮，蛋熟去壳，再煮片刻，喝汤吃蛋。月经前服用，每天1次，连服3天。

（7）艾叶红糖茶：艾叶30克，加水500毫升，煎汤后去渣加入红糖20克。适量温服。月经前每天1次，连服3天。

（8）红糖生姜茶：红糖40克，生姜15克，开水冲泡代茶饮之。

（9）当归、生姜各30克，羊肉500克。将羊肉切块，当归包好，加姜和调料，用文火炖烂，去药渣，食肉饮汤。月经前3天开始服用，每天1次，连服3天。

（10）鸡肉炖黄芪阿胶：鸡肉块250克，黄芪30克，生姜5片，阿胶15克，水1000毫升。前三味文火炖烂，再加入间胶溶化，加少许盐，吃肉饮汤。

（11）羊肉炖黄芪当归：羊肉块500克，黄芪30克，当归50克，生姜5片。共炖汤，吃肉饮汤。每天1次，于经期使用，连用5天。

（12）木棉花苡米粥：干木棉花15克，苡米20克，大米250克。共煮粥食用。每天1次，于月经前2天开始服用，连服5天。

（13）丝瓜红糖汤：老丝瓜300克，红糖50克。水煎服，趁热喝。可于月经期服用，每天1次，连服5天。

（14）韭菜炒羊肝：韭菜150克，羊肝250克。铁锅急火炒熟后食用。每天1次，于行经前5天开始服用，连服7天。

（15）姜枣花椒汤：干姜50克，大枣30克，水500毫升，煮沸，投入花椒9克，改用文火煎汤。行经前3天开始服用，每天1

次，连服5天。

【单方验方】

（1）益母草30克，研细末。每天1次，每次服10克，酒冲服，连服3天。

（2）干丝瓜1个，加水500毫升，水煎服。每天2次，5天为一疗程。

（3）红花25克，水煎服。每天服1次。

（4）乌药、木香各12克，水煎服。月经前1周开始服用，每天1次。

（5）红糖30克，桂皮6克，山楂10克，水煎服。每天1次，月经来潮前两天开始服用。

（6）月季花汤：月季花5朵，加水1000毫升，文火煎至500毫升，加冰糖30克，温服。每天1次，月经前开始服用，连服5天。

（7）白胡椒粉1克，白酒一盅，烫热白酒冲服。每天1次，经期服用。

（8）丹参60克，酒500毫升，浸泡1个月。于行经前3天服用，每天1次，每次50毫升，连服5天。

【预防】

（1）保持身体健康，对月经树立正确认识观念，消除畏惧心理，防止全身性疾病发生。

（2）注意经期卫生。

（3）避免不必要的精神紧张。

（4）经期防止受凉，避免重体力劳动。

（5）痛经患者饮食以清淡易消化为好，平时忌食生冷酸辣之食品。

带　下

带下是指妇女阴道分泌物增多。正常健康妇女也会产生一定量分泌物，不属于病态。分泌物异常增多，而且变得黏稠并有异常腥臭味，就是带下病。

【病因与表现】

中医认为本病主要是由于湿邪影响任脉、带脉以致带脉失约，任脉不固形成。该病的发生与盆腔、附件、子宫、阴道的炎症有关。也有一些患者是由于受寒、受湿、身体虚弱引起。未婚妇女的带下症状属于脾虚夹湿或肾亏寒湿，这种带下颜色清白，没有恶臭味。如果是由于炎症引起的带下常常为黄色，有明显腥臭味。临床上常将带下病分为湿热型和虚寒型两种，湿热型常表现为带下量多，色黄或黄白，质黏稠，有臭味、胸闷口腻、纳差，或小腹作痛、阴痒等，小便赤黄，舌苔黄腻或厚，脉濡数。虚寒型，带下清稀如水或白如涕，量多无臭，腰部酸痛，四肢不温，神疲乏力，下肢浮肿，纳差便溏，面色无华，舌淡苔白，脉缓弱。

【食疗药膳】

（1）湿热型治疗法：清热利湿

①藕汁鸡冠花汤：藕汁半碗，红鸡冠花 3 朵，水煎后去渣取汁红糖调服。每天 2 次，连服 5 天。

②木棉花粥：木棉花 30 克，大米 250 克，煮粥服用。每天 1 次，连服 5 天。

③扁豆花汤：扁豆花 30 克，冰糖 50 克，加水适量，煎汤服用。每天 1 次，连服 7 天。

④稻叶粥：糯稻叶若干，粳米 100 克。先煎稻叶，去渣取汤，入糯米煮做粥，空腹食用。每天 2 次，连服 5 天。

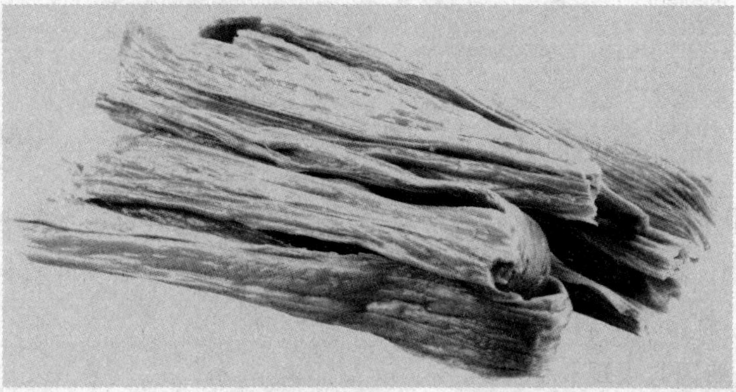

⑤鲜马齿苋，洗净捣汁约60毫升，生鸡蛋3个，去黄，将蛋清加入马齿苋汁中搅匀，开水冲服。每天2次，连服5天。

⑥大蒜头100克，加适量水煎汤，趁热熏洗外阴部。每天1次，10天为一疗程。

⑦冰糖冬瓜汤：冬瓜籽、冰糖各30克。将冬瓜碾碎加入冰糖，再加入开水400毫升，放在罐里，用文火炖服。每天2次，连服7天。

⑧椿根白皮汤：椿根、白皮各35克，红糖50克。将药煎汤取汁，再加入红糖服用。每天2次，连服5天。

（2）虚寒型治疗：健脾补肾止滞

①莲子红枣糯米粥：莲子35克，红枣12枚，糯米10克，共煮粥食用。每天1次，连服7天。

②腐竹白果粥：腐竹50克，白果15克，大米200克，共煮粥食用。每天1次，连服7天。

③附桂鸡蛋汤：肉桂3克，熟附子9克，乌骨鸡鸡蛋1个。将药煎汤取汁，打入鸡蛋，熟后吃蛋饮汤。每天2次，连用5天。

④黄芪炖乌骨鸡：乌骨鸡1只，黄芪60克，加水适量。将黄芪放入鸡腹内，放入少许盐，蒸烂食用。每天1次，连服5天。

⑤莲藕250克，白糖25克。将莲藕洗净切碎，同白糖放入砂锅内加水1000毫升，煮成300毫升，喝汤吃藕。每天2次。连服7天。

⑥淡菜 35 克，生韭菜 60 克。将淡菜用黄酒洗一遍，韭菜洗净切段，然后将两味一起煮熟食之。每天 1 剂，7 天为 1 疗程。

⑦金樱子 15 克，糯米 60 克。先将金樱子煎汤去渣，然后将糯米加入汤内煮粥食用。每天 2 次，7 天为一疗程。

⑧糯米 50 克，桑椹子 30 克，冰糖 25 克，同入砂锅煮粥服用。每天 1 次，7 天为一疗程。

⑨鹿角胶 15 克，粳米 60 克，生姜 5 片。先将粳米煮粥，待沸后加入鹿角胶、生姜煮为稀粥食用。每天 1 次，连服 5 天。

⑩白果仁 9 克，炒后入水煎，加入少许白糖，连汤食之。每天 1 次，连服 5 天。

⑪炒山药、炒扁豆各 30 克，煎汤后代茶饮，可服 7 天。

⑫豆腐锅巴：将豆腐锅巴炒干，研末服用。每天 3 次，每次 2 克，连服 7 天。

⑬鸡蛋 3 个，取蛋清与鲜马齿苋 60 克，水 500 毫升，炖熟食之。每天 2 次，连服 5 天。

⑭杜仲粳米粥：杜仲 30 克，粳米 50 克，共煮为粥，去药渣食粥。每天 1 次，连服 5 天。

⑮鸡冠花炖猪肚：鸡冠花 35 克，猪肚 1 个。将鸡冠花置于猪肚内，炖服。每天 1 次，连服 5 天。

【单方验方】

（1）委陵菜根 120 克，加水 500 毫升。煎至 350 毫升，每天分 2 次口服。

（2）韭菜根 50 克，鸡蛋 2 个，加水 500 毫升煮熟后共食。每天 1 次，连服 7 天。

（3）白果、莲肉各 15 克，胡椒 3 克，水煎服。每天 1 次，连服 7 天。

（4）白茄花 15 克，土茯苓 30 克，水煎服。每天 1 次，连服 7 天。

(5) 白扁豆250克，炒干研末。每天2次，每次15克，米汤送服。

(6) 冬葵汤：冬葵250克，水500毫升，煮沸斥稍加盐，猪汕调味服用。每天1次，连服5天。

(7) 蚕豆花30克，水煎服。每天2次，连服5天。

(8) 西瓜籽9克，妍末。开水冲服，每天2次。

(9) 冬瓜籽115克，水煎服。每天2次，连服5天。

(10) 黄柏5克，水煎服，每天2次。

(11) 蛇床子15克，苍术、甘草各12克，明矾、川槿皮各6克。水煎服，熏洗外阴。每天1次，连用10天为一疗程。

(12) 鲜马齿苋100克，蜂蜜30克，调服，每天2次。

(13) 夏枯草35克，水煎服，每天1次，连服5天。

(14) 鸡冠花15克，水煎服，每天2次，空腹服用。

【预防】

(1) 注意月经期卫生，保持外阴清洁干燥，衣着特别是内裤要宽适透气。

(2) 湿热带下者，饮食宜清淡，多食含维生素新鲜蔬菜、水果及豆制品等。虚寒带下者，食物以温补为上，如瘦肉、鸡汤、蛋类、牛奶等。

3. 忌食生冷食物及刺激性食品，如辣椒、咖啡等。

更年期综合证

更年期为妇女卵巢功能逐渐消退至完全消失的一个过渡时期。在更年期的过程中，月经停止，一般发生在45~55岁之间。

【病因与表现】

更年期后，卵巢功能减退，激素不足，家庭和社会环境变化诱发一系列症状，妇女个性与精神因素而引起复杂的生理、病理变化及不同家庭因素和社会环境的影响下，所表现的月经紊乱，阵发性潮热，外阴及阴道萎缩，膀胱刺激症状，子宫及阴道脱垂，皮肤萎缩性变化，骨质疏松，心情不愉快、忧虑、多想、多疑、头晕、心悸、易激动、失眠、抑郁、精神异常等。

【食疗药膳】

（1）小红枣、枣仁各 40 克，水煮代茶饮。

（2）龙眼肉 200 克，核桃仁 20 克，水煮食服，每天 1 次。

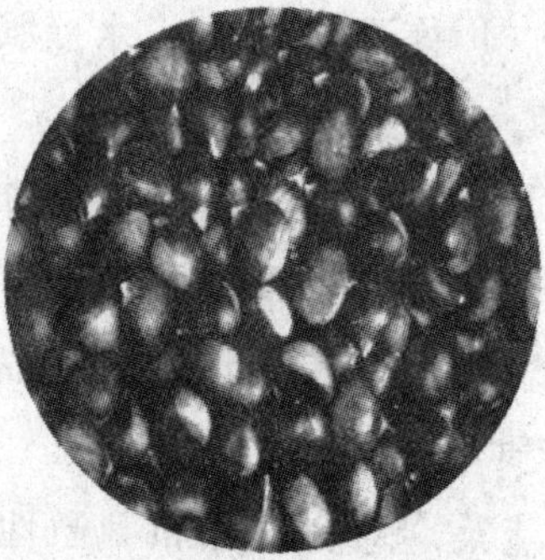

（3）羊心、玫瑰花各 60 克，食盐 4～5 克。先将盐和玫瑰花煎煮 10 分钟，放凉，将羊心切成小块，放在明火边蘸玫瑰盐水边烤，熟后食用，每天 1 次。

（4）百合粥：百合 30 克，大米 500 克，煮粥食用，每天 1 次。

（5）沙参冬虫草炖龟肉：沙参 20 克，冬虫草 10 克，乌龟 1 只去内脏，加水适量煎汤食用，每天 1 次。

（6）首乌粥：首乌 30 克，大米 500 克，煮粥食用，每天 1 次。

（7）黄芪（150 克）炖母鸡（只去内脏），炖熟后服用，每天 3 次。

（8）当归炖羊肉：当归 50 克，羊肉 500 克，炖熟后服用，每天 2 次。

（9）栗子枸杞炖羊肉：栗子 30 克，枸杞子 20 克，羊肉 150 克，加入适量水、盐，炖熟后食用，隔日 1 次。

(10) 麻雀粥：麻雀5只，大米60克，葱白5条，入酒一杯，加入盐适量，煮熟后食用，每天1次。

【单方验方】

(1) 女贞子、旱莲草、枸杞子、益智仁各10克，水煎服，每天2次。

(2) 五味子、枣仁、柏子仁、益智仁各10克，水煎服，每天1次。

(3) 鳖甲、龟板、地骨皮各30克，水煎服，每天2次。

(4) 大枣10枚，炙甘草、小麦各20克，水煎服，每天2次。

(5) 佛手、郁金、川楝子各15克，水煎服，每天2次。

【预防】

(1) 加强卫生知识宣传教育，尤其是精神因素对家庭的影响或社会环境的改变对健康的影响，提高妇女对更年期这一生理过程的了解，解除不必要的思想顾虑。保证足够的睡眠，注意劳逸结合。

(2) 宜食含蛋白质丰富的食物，如鸡蛋、瘦肉、牛奶等。多食橙、橘等水果，新鲜蔬菜。忌食辛辣和刺激性食物，如浓咖啡、浓茶、辣椒等。禁烟、酒。

(3) 合理应用雌激素，以最小剂量为宜，应用方法以间断性用药为主，病情缓解后可逐渐减量以至停用。

慢性宫颈炎

慢性宫颈炎是妇女疾病中最常见的一种多发病。病原体多于分娩、流产、阴道手术后侵入宫颈引起炎症。由于宫颈内膜柱状上皮薄，抵抗力弱，加之皱襞多，病原体多潜伏其中，感染不易彻底清除而引起慢性子宫颈炎。

【病因与表现】

长期慢性刺激是宫颈炎的主要诱因，如已婚妇女约半数以上患有子宫颈炎，和性交有一定关系。流产和分娩时可引起宫颈裂伤和细菌的侵袭，造成宫颈炎。诊断性刮宫、人为流产器械损伤宫颈，也可导致炎症。病原体感染，如葡萄球菌、链球菌、大肠杆菌、淋病双球菌，可通过性交或间接接触感染。应用高浓度的酸性或碱性溶液冲洗阴道或腐蚀性较强的药物片剂、栓剂置入阴道均可造成宫颈炎症。

临床上表现为白带增多，呈乳白色，黏液状或淡黄色脓性。有宫颈息肉者可有血性白带，性交后出血。白带刺激可继发外阴炎、阴道炎、外阴瘙痒，如炎症扩散至盆腔可引起腰、骶部疼痛，经期加重，还可引起性交痛。妇科检查时，可见宫颈有不同程度的糜烂、肥大、宫颈息肉，腺体囊肿、裂伤、外翻等病变。

【食疗药膳】

（1）蘑菇苡米粥：蘑菇 10 克，苡米 35 克，盐、味精适量。先煮苡米成粥，再加入蘑菇煮熟，加盐、味精服用。每天 1 次，可常服。

（2）苡米红糖粥：苡米 30 克，红糖 50 克。先将苡米煮成粥再加入红糖食用，每天 1 次。

（3）苡米鱼鳔粥：苡米 30 克，菱角 15 克，大枣 8 枚，黄鱼鳔 5 克，共放锅内煮粥食用，每天 1 次。

（4）苡米菱角汤：苡米 30 克，菱角 60 克，加水适量，水煎服，每天 1 次。

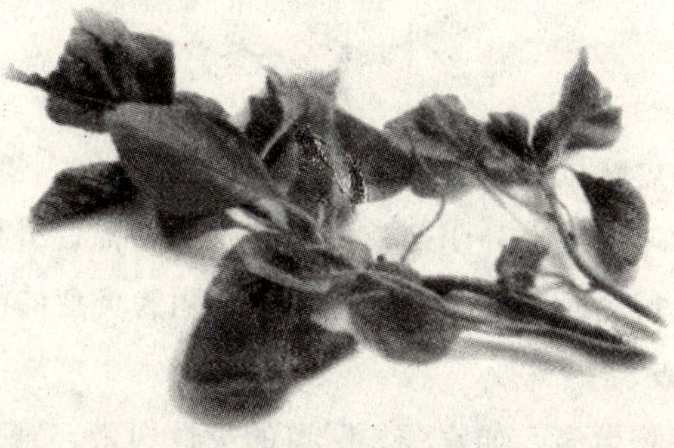

(5) 苦麻菜80克，水煎服，每天1次，7天为一疗程。

(6) 椿根白皮汤：椿根、白皮、红糖各20克，水煎服去渣。每天2次，7天为一疗程。

(7) 鸡蛋1个，将蛋清取出，用盐水消毒阴道后，将蛋清涂在子宫颈口处，可治宫颈糜烂。每天3次，7天为一疗程。

(8) 鱼腥单、蒲公英各30克，水煎服。可治子宫内膜炎、宫颈炎、带下腥臭、腰、腹疼痛。每天服2次，7天为一疗程。

【单方验方】

(1) 无花果汁煮汤坐浴，每天1次，7天为一疗程。

(2) 冰片3克，雄黄10克，乳香、没药各35克，香油适量。将药研末，用香油调成糊状，作局部敷用，将阴道冲洗干净，然后把药敷于宫颈表面。每3天1次，10次为一疗程。

(3) 金银花、蒲公英各15克，水煎服，每天2次。

(4) 冰片2克，樟脑15克，哈粉30克，共研末，喷洒在糜烂面上。每天1次，7天为一疗程。

【预防】

(1) 防止流产及产褥感染，注意掌握人工流产，中期引产手术操作。正确处理分娩，防止宫颈损伤，产后如发现宫颈裂伤即时缝合。

(2) 定期做妇科检查，如发现宫颈炎症予以积极治疗。

外阴炎

外阴部的皮肤或黏膜发炎称为外阴炎，分急、慢性两种。皮肤的各种炎症均可出现在外阴部，由于解剖的特点，外阴部邻近尿道、阴道和肛门，行动时受两大腿摩擦，故外阴为炎症的好发部位。

【病因与表现】

阴道分泌物增多，如宫颈、阴道的炎性白带，宫颈癌的分泌物，经血或产后恶露刺激均可引起不同程度的外阴炎。其他如月经垫、尿瘘患者的尿液浸渍，粪便刺激，糖尿病的糖尿刺激及化学物理性的刺激等也可引起外阴炎。常为混合性细菌感染，如葡萄球菌、大肠杆菌、链球菌等。炎症多表现在小阴唇内外侧，严重时整个外阴受累，外阴肿胀，允血，重者有糜烂，成片的湿疹，甚至有溃疡形成。外阴有灼热感，瘙痒或疼痛，排尿时症状加重，严重时腹股沟淋巴结肿大，尿痛，皮肤增厚，粗糙，可有皲裂，伴瘙痒，呈苔藓化。

【食疗药膳】

（1）艾叶、防风、蒲公英各30克，蛇床子、地肤子、苦参、黄柏各20克，大戟5克。煎汤熏洗外阴。每天2次，连用7天。

（2）苡米、赤小豆各80克，煮粥服用。每天1次，连服5天。

（3）蛇床子40克，苦参20克，白矾6克，煎汤熏洗外阴。每天1次，7天为一疗程。

（4）马齿苋50克，水煮加调料做汤饮。每天2次。

（5）苦参、蛇床子、白藓皮、土茯苓、黄柏各15克，川椒6克。水煎熏洗外阴，每天1次，7天为一疗程。

（6）黄柏、蒲公英各50克，大青叶、双花、苦参、地丁、白花蛇舌草各30克，乳香、没药、龙胆草各5克，煎汤熏洗外阴。每天2次，连用7天。

【单方验方】

（1）大蒜5瓣捣烂，加水1000毫升，洗外阴，每天1次。

（2）紫花根50克，煎汤熏洗外阴。每天1次，连用7天。

（3）土茯苓300克，煎汤熏洗外阴。每天1次，连用7天。

（4）蛇床子、黄柏各35克，煎汤熏洗外阴。每天3次，连用7天。

（5）芒硝30克，银花35克，马鞭草50克，煎汤熏洗外阴。每天1次，连用7天。

（6）青黛35克，马齿苋250克，煎汤熏洗外阴。每天1次，连用7天。

【预防】

（1）保持外阴皮肤干燥，避免搔抓。

（2）衣着松软，不穿化纤内裤，勤换内裤。

（3）如发现不适，针对病因，积极治疗。

第六章　产后常见病的食疗

产后血晕

独参汤

【原料】 生晒参10克。

【做法】 将生晒参切成薄片，放入沙锅内，水煎成汤。

【服法】 1次或分次饮用。

【功效】 益气固脱。适用于产后突然晕厥、面色苍白、心悸、脉微欲绝。

八珍汤

【原料】 羊肉500克～1000克，鲜藕2350克，山药50克～100克，黄芪15克，黄酒、高曲、酒糟、腌菜末、食盐各适量。

【做法】 将高曲、酒糟、黄芪同煮30分钟取汁；羊肉、藕、山药洗净切块，同入锅内，加黄酒、煎汁，同煮至肉熟，吃时加食盐少许，撒上腌菜末。

【服法】 吃肉、藕，饮汤。

【功效】 补益气血。适用于血虚气脱之产后血晕。

当归川芎屈头鸡汤

【原料】当归身30克，川芎15克，屈头鸡（即蛋中未孵出之鸡仔）2~5只。

【做法】将屈头鸡去壳、毛和内脏，洗净切细；将当归身、川芎洗净，放入罐中加水2000毫升，再放入屈头鸡肉。武火烧开，移文火炖汤，炖至500毫升即成。

【服法】饮汤，食肉。每日1剂，连食7日。

【功效】行血逐淤。适用于淤阻气闭所致产后血晕。

产后发痉

鸡子黄阿胶酒

【原料】鸡子黄4枚，阿胶40克，食盐适量，米酒或黄酒500毫升。

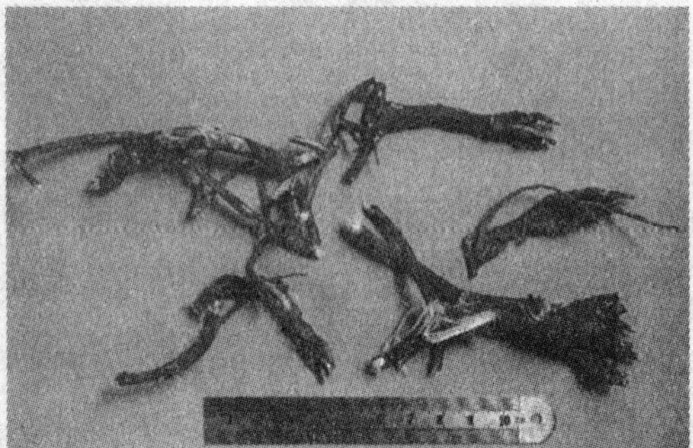

【做法】将鸡蛋打破，按用量去清取黄；将米酒倒入坛里，置文火上煮沸，下入阿胶，化尽后，下入鸡子黄、食盐拌匀，再煮数沸即离火。冷却后贮入净器中即成。

【服法】每日早、晚各1次，每次随量温饮。

【功效】补虚养血，滋阴润燥，止血熄风。适用于产后血虚发痉。

黑豆独活酒

【原料】黑豆300克，独活20克，白酒2000毫升。

【做法】在铁锅中将干净的黑豆炒至焦黑，候烟起，放进白酒2000毫升中，封存。每用酒1盏，去豆入独活同煎，约至30毫升。

【服法】饮酒，不拘时。

【功效】祛风除湿。适用于产后中风，症见角弓反张、口噤涎流、烦热身重、呕吐直视。

当归荆芥酒

【原料】当归、荆芥穗各等份，酒适量。

【做法】将当归、荆芥穗共研细末，每取6克，放入沙锅中，加水7份，酒3份，煎至7份。

【服法】上为1次量，温服。

【功效】理血祛风。适用于产后发痉。

产后恶露不下

疏肝粥

【原料】赤芍、枳壳各12克，香附、川芎各9克，柴胡、陈皮各6克，甘草3克，粳米50克，红糖适量。

【做法】将上七味中药水煎，取汁去渣，加入洗净的粳米煮粥。待粥将熟时，加红糖调味。

【服法】每日2次，温热食。

【功效】疏肝解郁，理气行滞。适用于产后气滞之恶露不下。

加味柴胡疏肝粥

【原料】当归、沉香、路路通、川芎、柴胡、香附、枳壳、白芍各9克，合欢花12克，粳米100克，红糖适量。

【做法】先将上药煎汁去渣，后入洗净的粳米煮粥。待粥煮成后加红糖适量调味。

【服法】空腹温热食。

【功效】疏肝解郁，理气通络。适用于产后肝郁气滞之恶露不下、情绪不安、两胁胀痛、心悸失眠等。

益母草煮鸡蛋

【原料】益母草30克，鸡蛋2个，红糖适量。

【做法】将上2味加水适量同煮，鸡蛋煮熟后去壳，再煮片刻即可。入红糖调味。

【服法】吃蛋，饮汤。

【功效】活血化淤。适用于产后血淤之恶露不下。

产后恶露不绝

人参蒸乌鸡

【原料】人参10克，乌骨鸡1只，食盐少许。

【做法】将乌骨鸡宰杀，去毛及内脏，洗净；人参浸软切片，装入鸡腹中。鸡放入沙锅内，加食盐，隔水炖煮至鸡烂熟。

【服法】食肉，饮汤，每日2～3次。

【功效】益气摄血。适用于气虚诸症，尤宜产后恶露不绝。

荠菜马苋汤

【原料】荠菜花（或荠菜）、马齿苋各60克，白糖适量。

【做法】将上2味加水煎，取汁去渣，加入白糖调味。

【服法】每日吃1剂，分2次服。

【功效】凉血止血。适用于血热妄行所致产后恶露不绝。

藕汁饮

【原料】鲜藕100克，白糖20克。

【做法】将鲜白嫩藕榨取藕汁，再将白糖兑入藕汁中，调匀即成。

【服法】冷饮之。

【功效】清热凉血，活血止血。适用于血热所致产后恶露不绝。

产后腹痛

当归生姜羊肉汤

【原料】当归、生姜各15克，羊肉250克。

【做法】将羊肉洗净切成小块，同当归、生姜一起放入瓷罐内，加水250毫升，用旺火隔水炖至羊肉熟烂。

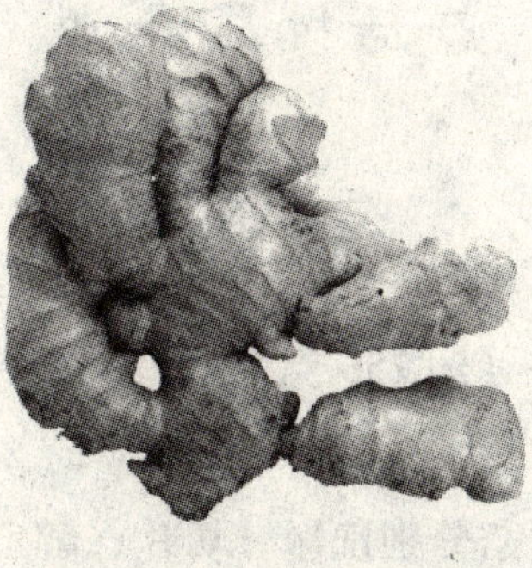

【服法】食肉，饮汤。每日1次，连服1周。

【功效】养血温中止痛。适用于产后虚寒腹痛、畏寒喜热、面色苍白等。

当归烧羊肉

【原料】羊肉500克，当归、生地各15克，干姜10克，酱油、食盐、糖、黄酒各适量。

【做法】羊肉洗净，切成小方块，放沙锅中，加入洗净之生地、干姜及酱油、食盐、糖、黄酒、清水各适量，红烧至肉烂。

【服法】佐餐食。每日1剂，分1~2次温热食。

【功效】益气补血，温中补虚。适用于产后虚冷腹痛。

益母草生姜糖茶

【原料】生姜30克，益母草50克，大枣20克，红糖15克。

【做法】将上几味放入瓦锅内，加水适量，水煎取汁。

【服法】当茶饮，每日1剂，连服数日。

【功效】活血散淤，通络止痛。适用于血淤、血虚所致产后腹痛。

产后排尿异常

清炖鲫鱼

【原料】鲫鱼1条（约250克），笋肉25克，水发香菇5只，调料适量。

【做法】笋肉、香菇分别洗净，切片；鲫鱼去鳃、肠杂及鳞，用黄酒、食盐、胡椒粉渍 20 分钟，取出置碗内，鱼身中间摆放香菇片，两头子列笋片，加黄酒少许、葱段、姜片。放入蒸笼中蒸 1.5～2 个小时，至鱼熟烂，拣去葱、姜。

【服法】佐餐，温热食。

【功效】补气利水消肿。适用于产后气虚、小便不利。

桑螺蛸粥

【原料】鹿茸 3 克，人参、黄芪各 10 克，厚朴 9 克，煅牡蛎 30 克，桑螵蛸、赤石脂各 12 克，粳米 100 克。

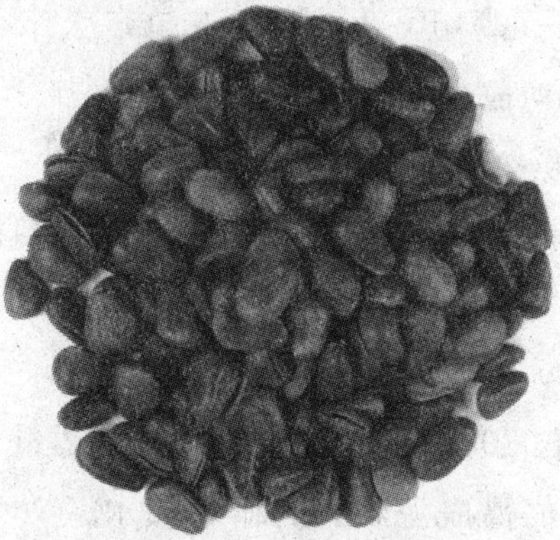

【做法】上 7 味中药水煎，去渣取汁，加入洗净的粳米同煮成粥，入红糖少许调味。

【服法】早、晚温热食。

【功效】补肾固脬。适用于肾虚所致产后小便频数，不能自控。

完胞粥

【原料】白术、人参、白芍、苍术、车前子、黑荆芥、柴胡各 9 克，淮山药 12 克，陈皮 6 克，粳米 100 克，红糖适量。

【做法】上 9 味中药水煎，去渣取汁，入粳米煮成粥，加红糖调味。

【服法】早、晚空腹食。

【功效】补气固脬。适用于产伤所致小便自遗。

产后大便难

橘香芝麻糊

【原料】黑芝麻、冰糖各150克，大米100克，糖橘饼1只。

【做法】芝麻洗净炒香，大米浸泡1小时，二味混合后加水磨成浆。冰糖加水煮沸，改用文火，调入芝麻、大米浆，不断搅拌，直至成稠厚糊，撒上切成米粒大的橘饼。

【服法】早、晚空腹温热食。

【功效】滋阴润肠。适用于产后便秘、头晕目眩、毛发干枯。

松子仁粥

【原料】松子仁30克，糯米50克，蜂蜜适量。

【做法】松子仁捣成泥状，同糯米加水，文火煮稀粥，冲入蜂蜜，稍煮即成。

【服法】早起空腹、晚上睡前分2次食。

【功效】养血润肠。适用于产后肠燥便秘。

牵牛子粥

【原料】牵牛子末1克，粳米50克~100克，生姜2片。

【做法】先用粳米煮粥，煮沸后放入牵牛子粉末及生姜，煮成稀粥服食。

【服法】空腹食用，从小量开始，通便后即停食。

【功效】通便，下气，泻水，消肿。适用于大便秘结、小便不利。

产后泄泻

白术大枣饼

【原料】白术、大枣各500克，红糖适量。

【做法】将白术烘干研为粉末；大枣煮熟去核，捣为枣泥，加入白术粉、红糖，搅匀做成小饼约铜钱大小。上锅烘干后食用。

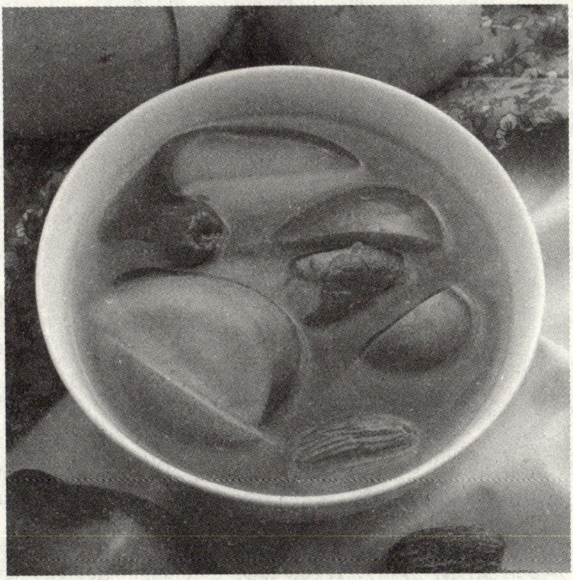

【服法】每日2次，每次5枚，用山药汤送下。

【功效】健脾益气止泻。适用于产后脾胃气虚所致便溏泄泻、腹胀纳呆等。

加味防风粥

【原料】防风10克，藿香5克，葱白3茎，白蔻3克，粳米100克，红糖适量。

【做法】先将上药加水煎煮，沸后约5分钟，取汁去渣。另用粳米洗净煮粥，粥将成时加入药汁，煮成稀粥，入红糖调味。

【服法】趁热食，以微汗为佳。

【功效】解表散寒，芳香化湿。适用于产后外感寒湿泄泻。

玫瑰花粥

【原料】玫瑰花4克，银花10克，绿茶、甘草、黄芩各6克，粳米100克，白糖适量。

【做法】先将上药煎汁去渣，加入洗净的粳米，同煮成粥，调入白糖即可。

【服法】供早、晚餐温热食。

【功效】清热解毒，祛湿止泻。适用于产后湿热泄泻。

产后痢疾

韭菜止痢粥

【原料】鲜韭菜30克~60克，大蒜头30克，粳米100克，食盐适量。

【做法】将鲜韭菜洗净切细；大蒜头去皮。先用粳米煮粥，待粥沸后，加入韭菜、大蒜、精盐同煮为粥。

【服法】每日2次，温热食。

【功效】健脾暖胃，补肾壮阳，杀菌止痢。适用于产后虚寒久痢。

煨姜附子粥

【原料】炮附子10克，煨姜25克，粳米100克，红糖适量。

【做法】先将两药捣细，过罗为末，每取10克，与米同煮粥，粥将熟时，加红糖稍煮即可。

【服法】空腹温热食，每日2次。

【功效】温中散寒止痛。适用于产后寒湿痢疾，或久痢不止、里急后重、腹痛、喜寒喜暖等。

连朴粥

【原料】姜黄连、厚朴、木香、陈皮、莪术、枳实各6克，白芍12克，泽泻、茯苓、山楂肉各10克，甘草5克，粳米100克，红糖适量。

【做法】将上11味中药放入锅中，水煎，取汁去渣，加入洗净的粳米煮成粥，调入红糖即成。

【服法】早、晚温热食。

【功效】健脾养血，调气行血，清利湿热。适用于产后痢疾。症见里急后重，下痢赤白脓血，舌淡，苔黄腻，脉滑数等。

产后水肿

益母车前茶

【原料】益母草、车前草各30克，红糖适量。

【做法】将益母草、车前草洗净，加水煎煮，取汁去渣，放入红糖调味。

【服法】代茶饮。

【功效】行血消肿。适用于产后败血停积、四肢水肿。

蚕豆炖牛面

【原料】鲜蚕豆或水发干蚕豆250克，精牛肉500克，葱、姜、食盐各适量。

【做法】 将牛肉洗净，切成3厘米长、2厘米厚的块，放沙锅内，加适量水、葱、姜、食盐，烧开后改用文火炖至六成熟时，加入蚕豆，共炖至烂熟即可。

【服法】 单食或佐餐，温热食。

【功效】 健脾利湿。适用于产后脾虚湿盛水肿。

桂附八味粥

【原料】 桂枝3克，干地黄20克，山药15克，山萸肉12克，附子、泽泻、茯苓各9克，丹皮6克，粳米100克，红糖适量。

【做法】 将上8味中药水煎，取汁去渣，加入洗净的粳米煮粥，粥成后调入红糖即可。

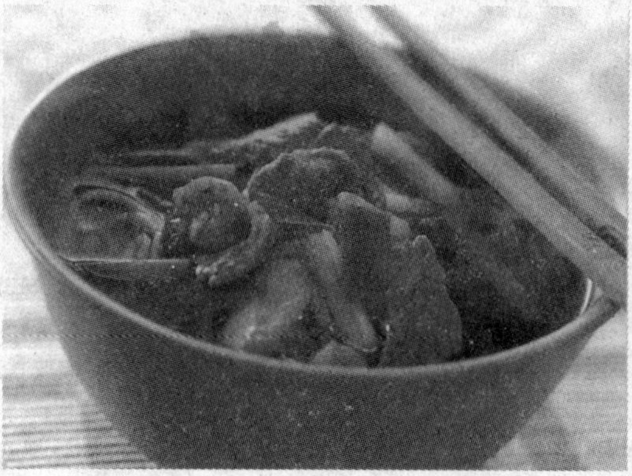

【服法】 早、晚温热食。

【功效】 温补脾肾。适用于产后脾肾阳虚所致四肢及面目水肿。

产褥感染

地丁败酱糖水

【原料】紫花地丁、蒲公英、败酱草各 30 克，红糖适量。

【做法】先将上药加水 500 毫升，煎取 400 毫升，去渣取汁，加糖调匀即可。

【服法】每日 2 次温热服，每次 200 毫升。

【功效】清热解毒，凉血化淤。适用于产褥感染邪毒，症见寒战高热、口渴心烦、便干溲赤等。

公英地丁绿豆汤

【原料】蒲公英、紫花地丁各 30 克，绿豆 60 克。

【做法】将蒲公英和紫花地丁洗净，切碎，入锅中加水煎煮，去渣。取汁 1 大碗，入绿豆共炖至熟即成。

【服法】吃豆，饮汤。每日 1 剂，连服 5 ~7 日。

【功效】清热解毒，凉血化淤。适用于产褥感染邪毒所致病征。

解毒活血粥

【原料】连翘、生地、赤芍各 12 克，葛根、柴胡、枳壳、甘草各 9 克，桃仁、红花各 10 克，金银花、益母草各 15 克，石膏 30 克，粳米 100 克，红糖适量。

【做法】将上 12 味中药加水煎煮，取汁，复煎 1 次。将两次药汁混合，每次取半量，放入洗净的粳米中煮粥，粥成后入红糖调味。

【服法】每日 1 剂，分 2 次煮粥，温热食。

【功效】清热解毒，凉血化淤。适用于产后感染邪毒，症见高热寒战、小腹疼痛、恶露量少而色紫黯等。

清热活血粥

【原料】石膏 30 克，苡仁 20 克，知母、竹叶、连翘、川芎各 10 克，当归、红花、山栀子各 10 克，苍术、桃仁、山楂各 15 克，大黄 8 克，甘草 5 克，粳米 100 克，红糖适量。

【做法】将上 14 味中药放入沙锅中，加水适量煎煮，取汁，再复煎 1 次。将两次药汁混合后早、晚各取一半，放入洗净的粳米煮粥，粥成后调入红糖。

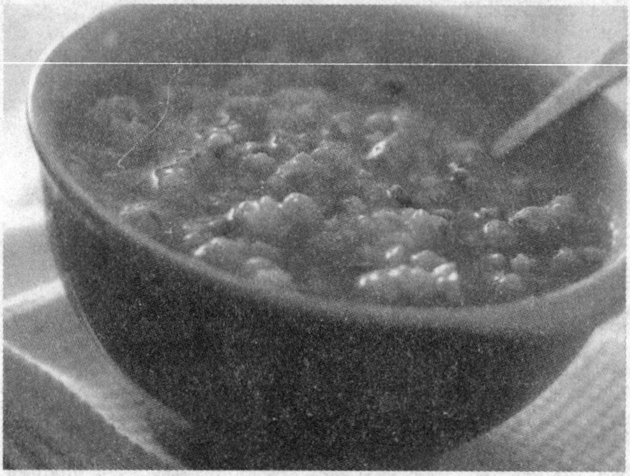

【服法】每日 1 剂，早、晚各食 1 次。

【功效】宣泄清热，活血行淤。适用于产褥感染属淤热互结的壮热口渴、少腹坠痛、恶露不净、大便燥结等。

加味柴胡粥

【原料】柴胡、黄芩、法半夏各 9 克，党参、甘草各 6 克，桃仁、益母草、川芎各 10 克，大黄 8 克，粳米 100 克，红糖适量。

【做法】将上 9 味中药加水煎煮，取汁去渣，加入洗净的粳米煮粥，粥成后调入红糖。

【服法】每日早、晚空腹温热食。

【功效】和解退热，活血祛淤。适用于产褥感染，症见寒热往来、恶露量少、腹痛拒按、大便秘结等。

益母草汁粥

【原料】蜂蜜、益母草汁各10毫升，生地黄汁、鲜藕汁各40毫升，生姜汁少许，粳米100克。

【做法】分别将新鲜益母草、生地黄、鲜藕和生姜洗净，捣烂绞汁。粳米煮粥，待米煮熟时，加入上述诸药汁及蜂蜜，共煮成稀粥。

【服法】每日分2次温食。

【功效】清热凉血，解毒。适用于产褥感染，热在营血。症见身热、躁热不安，甚则昏狂、斑疹紫黑，或吐血便血等。

水牛角花生衣粥

【原料】水牛角6克，花生衣15克，粳米100克。

【做法】先将水牛角、花生衣分别磨为细粉备用；再将粳米洗净，加水适量煮成稀粥，然后入水牛角和花生衣粉，调匀，稍煮2～3沸即成。

【服法】每日1剂，温热食。

【功效】泻火解毒，凉血止血。适用于产褥感染属邪入营血症。

清宫粥

【原料】麦冬、莲子心、水牛角各10克，竹叶卷心30克，粳米100克。

【做法】将莲子心、竹叶卷心、麦冬洗净，加水共煎。取汁与粳米同煮为稀粥，粥成时将水牛角锉细末调入和匀。

【服法】缓缓喂服。

【功效】清心开窍。适用于产褥感染属热陷心包，症见身体灼热、神昏谵语，或昏愦不语、四肢厥冷等。

黄芪炖母鸡

【原料】老母鸡 1 只，黄芪 120 克，生姜 5 片，料酒 2 匙，葱段 1 茎，八角及食盐各少许。

【做法】将鸡宰杀后去毛及内脏，洗净；再将黄芪洗净后切小节，装入鸡腹中，用白线缝合。然后将鸡放入锅中，加生姜、料酒、葱、八角及食盐，加水适量，置武火上烧开后，再用文火慢炖至肉烂。

【服法】佐餐食，吃肉，饮汤。

【功效】益气固脱。适用于晚期产后出血属气虚血崩证。

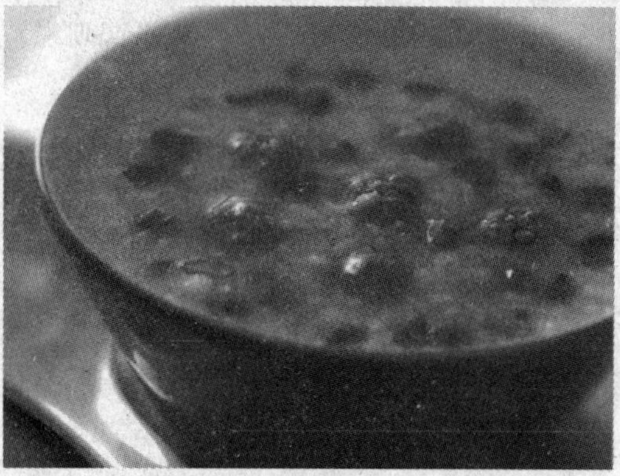

当归羊肉芪姜汤

【原料】羊肉 500 克，当归 60 克，生姜、黄芪各 30 克，大枣 10 枚。

【做法】将羊肉洗净切片，再将当归、黄芪、大枣、生姜片洗净，与羊肉一并放入锅中，加水适量。先用武火煮开，再移文火炖煮至肉烂。

【服法】吃肉，喝汤。

【功效】益气养血。适用于晚期产后出血属气血虚弱，冲任不固所致产后血岚证。

丹栀逍遥粥

【原料】丹皮、栀子各10克，柴胡、甘草各6克，白芍、白术、茯苓各15克，生地炭30克，旱莲草24克，粳米100克，红糖适量。

【做法】将上9味中药水煎，取汁，复煎1次。两次药汁合并，早、晚各取药汁半量，加入洗净的粳米煮粥。粥成后调入红糖即可。

【服法】每日2次，早、晚空腹食。

【功效】平肝清热，固冲止血。适用于晚期产后出血属暴怒伤肝证。

枳壳香附粥

【原料】枳壳、丹皮各10克，香附、白芍各12克，柴胡、甘草各6克，地骨皮30克，粳米100克，红糖适量。

【做法】将上7味中药水煎，取汁，复煎1次。两次药汁合并，早、晚各取药汁半量，放入洗净的粳米煮粥。粥成后加红糖调味。

【服法】早、晚空腹食。

【功效】行气解郁、清肝止血。适用于肝郁气滞所致晚期产后出血。

益母草生化粥

【原料】当归20克，益母草30克，川芎、桃仁各10克，炮姜6克，炙甘草3克，粳米100克，红糖适量。

【做法】将上6味中药加水煎煮，取汁去渣，加放洗净的粳米加水煮粥。粥成后调入红糖。

【服法】早、晚空腹食。

【功效】化淤止血。适用于晚期产后出血属淤血内阻证。

黑豆红花汤

【原料】黑豆 30 克，红花 6 克，红糖适量。

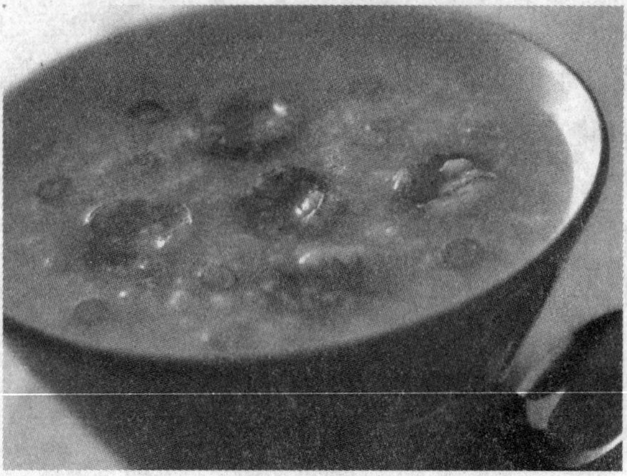

【做法】将黑豆、红花放入沙锅中，加水适量煎煮，取汁去渣，调入红糖。

【服法】每日 1 剂，温热食。

【功效】活血养血，化淤止血。适用于淤血内阻所致晚期产后出血。

子宫复旧不全

脱力草糖蛋

【原料】鸡蛋 10 个，脱力草、红糖各 30 克。

【做法】将脱力草水煎，去渣取液，与红糖、鸡蛋同煮，鸡蛋熟后捞出，将蛋壳打破后再放入锅中稍煮即成。

【服法】每日吃蛋 2 ~3 个，连食数日。

【功效】补气益血摄血。适用于产后气虚下陷所致子宫复旧不全，症见产后恶露过期不止，量多色淡，小腹空坠，神疲懒言，舌淡脉弱等。

党参黄芪糖水蛋

【原料】黄芪60克，党参、红糖各30克，鸡蛋10个。

【做法】将党参、黄芪切片放入锅中，加适量水，与洗净的鸡蛋一并煎煮，待鸡蛋熟后捞出，打破外壳，放入锅中，加入红糖再煮，煮熟后捞出药渣不用。

【服法】饮糖水，吃鸡蛋，每日2~3个，连吃数日。

【功效】补气摄血。适用于产后气虚所致子宫复旧不全，症见产后恶露过期不止等。

红米生地粥

【原料】生地黄50克，红米100克，白糖适量。

【做法】将生地洗净后水煎，取药汁与红米一并放入锅中，加水适量，煮成稀粥，调入白糖即成。

【服法】每日早、晚空腹温热食。

【功效】清热凉血止血。适用于产后血热所致子宫复旧不全，症见恶露过期不尽。

保 阴 粥

【原料】生地、熟地、白芍、阿胶各15克，续断12克，黄芩、黄柏各10克，旱莲草、乌贼骨各30克，甘草6克，粳米100克，红糖适量。

【做法】先将生地、熟地、白芍、续断、黄芩、黄柏、旱莲草、乌贼骨、甘草加水煎煮，取汁，复煎1次，两次药汁合并，将阿胶放入并加热熔化。早、晚各取药汁的半量，加入洗净的粳米煮粥，并入红糖调味。

【服法】每日早、晚空腹食。

【功效】养阴止血。适用于阴虚血热所致产后子宫复旧丕全，症见产后恶露过期不尽而量多、色红等。

黑逍遥粥

【原料】生地黄30克，柴胡、薄荷、甘草各6克，白芍、茯苓各15克，当归10克，粳米100克。

【做法】先将上7味中药加水煎煮，取汁去渣，加洗净的粳米煮成稀粥，入红糖调味。

【服法】早、晚空腹温热食。

【功效】疏肝解郁，凉血止血。适用于肝郁血热所致产后子宫复旧不全。

化淤止露粥

【原料】生蒲黄、五灵脂、川芎、桃仁、红花、当归、益母草各12克，炮姜炭、甘草各3克，粳米100克，红糖适量。

【做法】将上9味中药加水煎煮，取汁，复煎1次，两次药汁合并。每次取半量药汁，加入洗净的粳米煮成稀粥，调入红糖即可。

【服法】每日早、晚空腹温热食。

【功效】化淤止露。适用于寒凝血淤所致产后子宫复旧不全。

产褥中暑

西瓜白虎汤

【原料】西瓜汁200毫升，生石膏30克，知母15克，甘草6克，粳米50克。

【做法】先将石膏、知母、甘草用纱布袋装好，扎紧口，加适量水，在沙锅中煎煮。取药液约1000毫升加洗净的粳米，在沙锅中煮成稀粥，盛入碗中凉凉。再选一大熟西瓜，榨取西瓜汁200毫升~1000毫升，加入稀粥中，即成西瓜白虎汤。

【服法】渴即饮之，不分次数。

【功效】清热生津。适用于产后中暑，症见高热烦渴、汗出不解、舌红、苔黄燥、脉洪数等。

石膏绿豆粥

【原料】石膏30克~45克，鲜竹叶30片，鲜芦根100克，绿豆30克，粳米100克，砂糖适量。

【做法】将鲜竹叶、鲜芦根洗净后，与石膏共水煎，取汁与绿豆、粳米共煮为粥，调入砂糖即成。

【服法】早、晚温热食。

【功效】清暑泄热，益气生津。适用于产后中暑，暑入阳明，症见高热、心烦、头痛、面红气粗、口渴汗多、苔黄燥、脉洪数等。

西瓜鸭

【原料】鸭1只（重约1500克），西瓜1个，生姜10克，葱15克，料酒20克，精盐4克，白糖5克，胡椒粉3克。

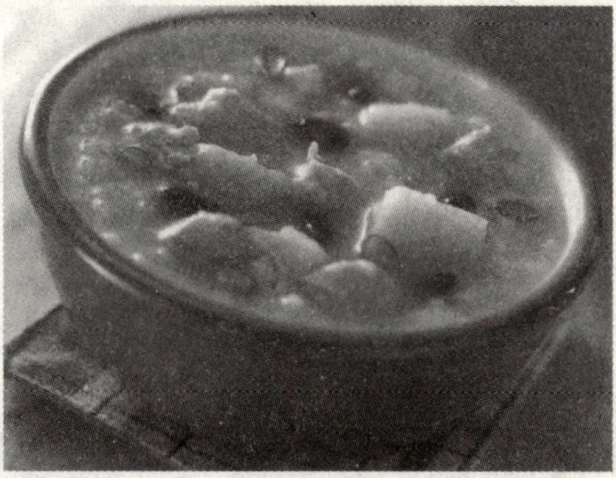

【做法】将鸭宰杀后，去净毛，剖腹去内脏，剁去脚爪不用，洗净后入沸水锅内汆透，剔去大骨，切成块；生姜洗净切片；葱切长段。在西瓜蒂处切开茶杯口大的口，用汤匙去瓜瓤。将鸭块放入瓜壳内，再放入姜片、葱段、料酒、精盐、白糖、胡椒粉，加水淹没鸭块，把切下的瓜蒂盖盖在西瓜开口处，用竹签插住封好。再取瓷盆1个，将西瓜放入瓷盆中，上笼用大火蒸约2小时，至鸭肉熟烂时取出。食时打开瓜蒂盖即可。

【服法】佐餐食。

【功效】清暑解热，补津滋阴。适用于产后中暑，对暑热烦渴、热盛伤津、小便不利有较好的食疗功效。

清暑益气粥

【原料】西洋参5克（或太子参15克），西瓜翠衣30克，荷梗1只，黄连、甘草各3克，石斛、麦冬、竹叶各9克，知母6克，粳米100克。

【做法】将上9味中药加水煎煮，取汁去渣，再加入洗净的粳米煮成稀粥。

【服法】早、晚空腹食。

【功效】清暑益气，养阴生津。适用于产后中暑，暑邪伤阴，症见身热多汗、口渴心烦、体倦少气、舌红少津、脉虚数。

生 脉 粥

【原料】人参3克，麦冬9克，五味子6克，粳米50克。

【做法】将人参、麦冬、五味子洗净，水煎，取汁去渣，加入粳米煮成稀粥。

【服法】温热服食，每日1剂。

【功效】益气敛汗，养阴生津。适用于产后中暑，邪伤气阴，症见身热已退、汗出不止、喘渴欲脱、脉洪大等。

产后尿潴留

黄芪鲤鱼汤

【原料】生黄芪 60 克，大鲤鱼 1 条。

【做法】将黄芪切片；鲤鱼宰杀，去鳃及内脏。然后将黄芪、鲤鱼放入锅中，加水煮熟。

【服法】吃肉，喝汤，1 日分数次服完。

【功效】补气利尿。适用于产后气虚所致的尿潴留。

加味黄芪桂枝五物粥

【原料】黄芪 30 克，党参 15 克，桂枝、当归、炒白芍、茯苓、橘梗、通草各 10 克，生姜 6 克，甘草 3 克，粳米 100 克，红糖适量。

【做法】将上 10 味中药加水煎煮，取汁，复煎 1 次。两次药液合并，分成 2 份。早、晚各取 1 份药汁，加洗净的粳米煮粥，粥成后调入红糖。

【服法】早、晚空腹温热食。

【功效】益气通阳，调和营卫，以助膀胱气化。适用于肺脾气虚所致产后尿潴留。

附桂八味粥

【原料】丹皮、桂枝、附子各 10 克，山药、山萸肉、熟地、泽泻、茯苓各 15 克，粳米 100 克，红糖适量。

【做法】将上 8 味中药加水煎煮，取汁，复煎 1 次。两次药汁合并，分成 2 份。每次取药汁 1 份，加入洗净的粳米同煮成稀粥，入红糖调味。

【服法】早、晚空腹温热食。

【功效】温补肾阳，化气利尿。适用于肾阳不足所致产后尿潴留。

桂车粥

【原料】肉桂末 1.5 克，车前子 15 克，黄芪 12 克，杜仲 15 克，牛膝、寄生各 12 克，冬葵子 10 克，粳米 100 克，红糖适量。

【做法】将车前子、黄芪、杜仲、牛膝、寄生、冬葵子放入纱布袋中，扎紧口，放入锅中，加水适量煎煮，取汁去渣，加入洗净的粳米煮粥，粥成后调入肉桂末及红糖即成。

【服法】早、晚温热食。

【功效】补肾助阳，化气利水。适用于肾阳不足所致产后尿潴留。

木通栀子粥

【原料】木通、山栀子、香附、郁金、枳壳、槟榔各 10 克，滑石、冬葵子各 15 克，甘草 6 克，粳米 100 克，红糖适量。

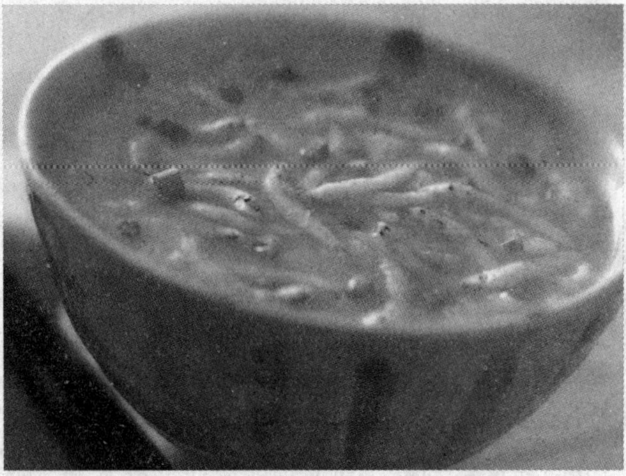

【做法】将上 9 味中药加水煎煮，取汁去渣，加洗净的粳米煮

粥，粥成后调入红糖即成。

【服法】早、晚空腹温热食。

【功效】理气行滞，通利小便。适用于肝郁气滞所致产后尿潴留。

产褥期乳腺炎

苍耳炒鸡蛋

【原料】苍耳子仁 10 粒，鸡蛋 2 个，花生油、食盐各适量。

【做法】先将苍耳子仁研成细末，与鸡蛋拌匀；起热锅，倒入花生油，烧至八成热时，倒入已拌好的苍耳子仁末与鸡蛋，煎熟鸡蛋，加食盐和少量清水，煮沸即可。

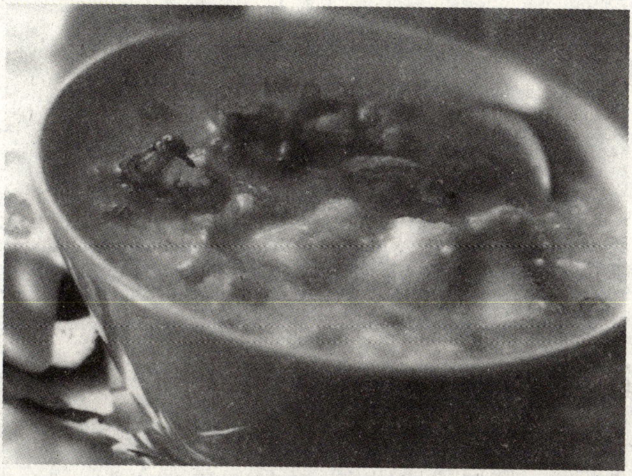

【服法】每日 2 次，将鸡蛋和苍耳子末全部吃完。

【功效】疏散风邪，化结消肿。适用于急性乳腺炎初期。

蒲金粥

【原料】蒲公英60克，紫花地丁、金银花各30克，粳米50克～100克，白糖适量。

【做法】加水煎蒲公英、金银花、紫花地丁，去渣取汁，加入粳米煮成粥，加白糖调味。

【服法】温热食。每日2～3次，5～10日为1个疗程。

【功效】清热解毒。适用于产后急性乳腺炎初期红肿热痛者。

仙方活命粥

【原料】川芎、白芷各5克，贝母、防风、甘草、皂角刺、陈皮、没药各6克，金银花30克，天花粉、穿山甲、当归尾、赤芍各15克，黄芪12克，粳米100克，白糖适量。

【做法】将上14味中药加水煎煮，取汁去渣，再入洗净的粳米煮成稀粥，调入白糖即成。

【服法】早、晚温热食。

【功效】清热解毒，托里排毒。适用于产褥期乳腺炎酿脓期。

加味通脉粥

【原料】炙山甲片、白芷、生大黄各9克，木香、乳香、没药各6克，生黄芪15克，粳米100克，白糖适量。

【做法】将上7味中药加水煎煮，取汁去渣，再入洗净的粳米煮成稀粥，调入白糖后即成。

【服法】早、晚温热食。

【功效】化淤通络托脓。适用于产褥期乳腺炎酿脓期。

公英虾肉

【原料】虾肉25克，蒲公英、白芍各15克。

【做法】将白芍、蒲公英洗净，与虾肉同放入锅中，加水适量煮汤。

【服法】食虾肉，饮汤。每日1剂，分2次服食。

【功效】调补气血，兼清余热。适用于乳腺炎溃脓期气血亏虚型。

花粉黄芪鸡

【原料】黄芪15克，花粉、升麻各9克，鸡1只，食盐、姜各适量。

【做法】将鸡去毛、内脏，洗净；将升麻、花粉、黄芪纳入鸡腹内，加水及食盐、生姜，炖熟至烂，去药渣不用。

【服法】食肉，饮汤，分2~3日食完。

【功效】补益气血，托毒排脓。适用于乳腺炎破溃后脓出过多，气血两虚。

产后子宫脱垂

蓖麻根炖鸡

【原料】蓖麻根、金樱子各50克，棉花根、益母草、炙黄芪各30克，母鸡1只，姜、料酒、食盐各适量。

【做法】将鸡宰杀，去毛及内脏，洗净，切块；再将上药用纱布包好，与鸡同炖烂熟后去药袋，加姜、料酒、食盐再稍炖片刻即可。

【服法】分次吃鸡肉，喝汤，隔日1次。

【功效】补气升提，适用于产后气虚型子宫脱垂。

参芪毛豆角

【原料】太子参、黄芪各10克，嫩毛豆角500克，食盐适量。

【做法】将毛豆角洗净，豆角两端剪口，放入锅中，加入太子参、黄芪及食盐、水各适量。将锅置小火上炖煮至毛豆熟烂即可。

【服法】剥皮吃豆，饮汤，随意食。

【功效】补中益气升阳。适用于产后气虚所致子宫脱垂。

首乌炖母鸡

【原料】何首乌 30 克，嫩母鸡 1 只（约 500 克），姜丝 10 克，油、食盐、料酒各适量。

【做法】将鸡宰杀，去毛、肠杂及脚爪，洗净，放入大炖盅内；何首乌洗净，切成碎粒状，用纱布袋装好，扎紧口，纳入鸡腹内，加清水适量，隔水炖至鸡肉离骨时，去掉首乌，加油、食盐、姜丝、料酒拌匀，继续炖 10～20 分钟即可。

【服法】食鸡肉，喝汤。

【功效】益肾补血。适用于肾虚所致产后子宫脱垂。

黄芪杞子甲鱼汤

【原料】黄芪 60 克，杞子 30 克，甲鱼 1000 克，食盐、黄酒适量，生姜少许。

【做法】黄芪、杞子洗净，滤干；甲鱼活杀，洗净，每只甲鱼切成 4 大块，与黄芪、杞子同放入沙锅内，加冷水浸没，用旺火烧开，加食盐 1 匙，黄酒 2 匙，生姜 3 片，改用小火慢炖 2 小时。

【服法】吃鱼，喝汤。每次 1 小碗，分 2 次服。

【功效】滋补肝肾，补益元气。适用于产后肝肾不足、气虚体虚、子宫脱垂。

双花山楂饮

【原料】银花、菊花、山楂各 50 克，精制蜜 500 毫升，食用香精 2 毫升。

【做法】 先将银花洗净用水泡发后，放入锅内；山楂拍破；菊花摘净。将上3味一同放入锅内，加水300毫升左右，用文火烧沸再煮30分钟，去渣取汁。再将蜂蜜倒入干净锅内，用文火保持微沸，烧至色微黄、黏手成丝，将炼制蜂蜜缓缓倒入药汁内，拌匀，等蜂蜜全部溶化后，用一层纱布过滤去渣，冷却即成。

【服法】 当茶饮，每日3次，每次50毫升~100毫升。

【功效】 清热解毒，化淤消积，润燥疏风。适用于产后湿热所致子宫脱垂，症见红肿溃烂、黄水淋漓、带下量多、色黄有臭味等。

产后精神病

人参桂圆肉炖鸡

【原料】 人参10克，桂圆肉15克，大枣10枚，鸡1只，黄酒、姜、食盐各适量。

【做法】 将人参用温水浸泡至软，切片，与桂圆肉一并放入鸡（宰杀后去毛及内脏，洗净）腹内。再将鸡放入沙锅内，清水淹过鸡体，放入酒、姜、葱适量，旺火烧开后，改文火清炖，待鸡熟烂后，加食盐少许即成。

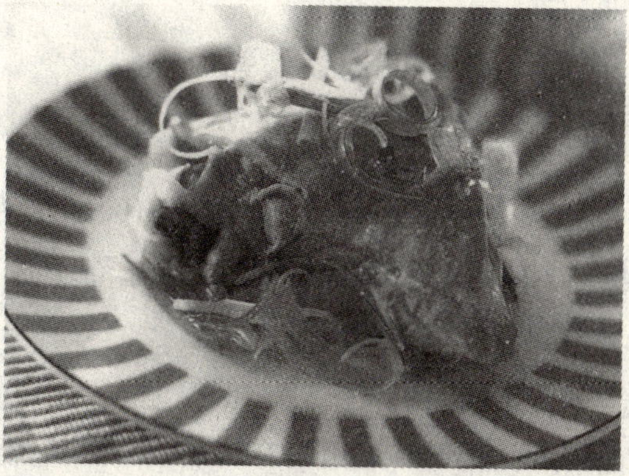

【服法】每日2次，食鸡肉，饮汤。

【功效】补气养心安神。适用于产后心气虚弱所致怔忡健忘、失眠多梦、精神抑郁、神疲乏力等。

小麦百合生地汤

【原料】小麦30克，百合、生龙齿各15克，生地黄15克~18克。

【做法】上药加水适量煎煮，取汁去渣。

【服法】每日1剂，分2次服。

【功效】养心阴，安心神。适用于产后心阴不足之心烦不安、失眠多梦、精神抑郁等。

百合龟汤

【原料】龟肉60克，生地15克，百合30克，红枣10枚，调料适量。

【做法】龟肉切块，红枣去核，与生地、百合共水煮，加调味品，煮至龟肉熟烂即可。

【服法】饮汤，食肉。

【功效】滋阴养心，补心益肾。适用于产后心肾阴虚所致心烦、心悸、失眠等。

血府逐淤粥

【原料】当归12克，生地、桃仁各15克，红花、枳壳、赤芍、柴胡、橘梗、牛膝各10克，甘草5克，粳米100克，白糖适量。

【做法】将上10味中药加水煎煮，取汁去渣，加入洗净的粳米煮粥，粥成后调入白糖。

【服法】每日早、晚温热食。

【功效】理气活血化淤。适用于产后血淤所致精神异常。

加味逍遥粥

【原料】当归12克，白芍、白术、茯苓、柴胡、远志、去皮桃仁、苏木各9克，生地12克，红花、甘草各6克，煨姜5片，粳米100克，白糖适量。

【做法】将上12味中药加水煎煮，取汁去渣，加入洗净的粳米煮成稀粥，然后调入白糖即可。

【服法】每日早、晚温热食。

【功效】疏肝解郁，行气活血。适用于产后气滞血淤所致精神异常。

清心化痰粥

【原料】黄连、法半夏、茯神、胆星、枳实、菖蒲、郁金、远志、竹茹、当归、川芎各9克，陈皮、甘草各6克，粳米100克，白糖适量。

【做法】将上13味中药加水煎煮，取汁去渣，加入洗净的粳米煮粥，粥成后调入白糖即可。

【服法】每日早、晚温热食。

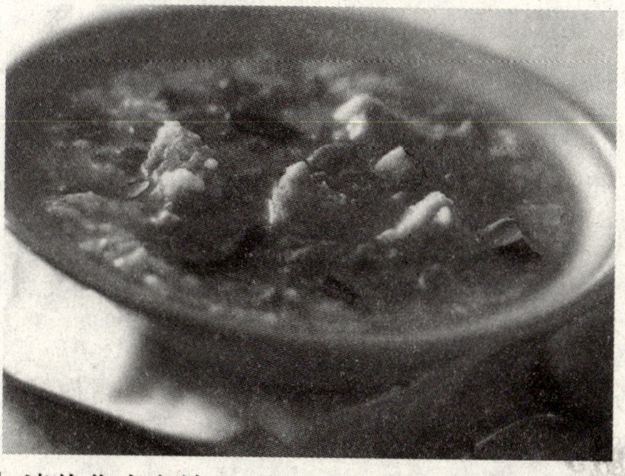

【功效】清热化痰安神。适用于痰火扰心之精神异常。

第七章　妇女调理汤谱

补虚调经

凡以养血调经、补益肾精的食物、药物为主组成，具有滋补气血、调经固崩等作用，用于妇女月经病以及更年期综合症的汤品，均属补虚调经类汤。

妇女以血为本，如肾气充盛，血海充盈，月经则按时而行；如肾气衰，冲任虚损，则会导致月经不调、闭经；或月经量多、崩漏。本类汤品功能补益肾气、调理冲任、养血调经、固崩止漏，故常用于妇女月经病。凡月经先后无定期，经行量多，漏下不止；或经行腹痛、头痛、眩晕、腰酸体倦者；或绝经前后，月经紊乱，情志不宁，眩晕耳鸣，心悸失眠，潮热汗出，烦燥易怒，哭笑无常，下肢浮肿（即更年期综合症）；均可用本类汤品治疗。此类汤谱用料上多选牛肉、鸡蛋、海参、竹丝鸡等食物，配伍补肾、养血、调经之药物，如当归、桑寄生、阿胶、鹿胶、益母草、鸡血藤等，使补养身体与祛病疗疾相结合。汤味鲜美，营养充足，是妇女常服养身之佳品。代表汤如归芪竹丝鸡汤、木耳红枣瘦肉汤等。

本类汤品用料多属滋补、养血之物，故血热崩漏、外感发热、湿热泄泻者，均不宜用之。

寄生鸡蛋茶

【原料】 桑寄生二两，鸡蛋四只，红枣十个。

【做法】 ①桑寄生、红枣（去核）洗净；鸡蛋煮熟去壳。

②把全部用料放入锅内，加清水适量，武火煮滚后，改文火煲一小时，食蛋饮茶。

【功效】 养血调经。

【适应范围】 血虚之月经先后无定期，经来量少色淡，腹中疼痛，头晕眼花，面色苍白；亦可用于防治胎动不安，习惯性流产。

【注意和禁忌】 本汤不宜一次服食过多，以免食滞。

当归黄芪竹丝鸡汤

【原料】 竹丝鸡1只，当归1两，黄芪2两，生姜4片，红枣5个。

【做法】 ①竹丝鸡洗净，斩件，放入滚水中煮五分钟，取出过冷河；当归、黄芪、红枣（去核）、生姜洗净。

②把全部用料放入锅内，加清水适量，武火煮滚后，改文火煲三小时，调味供用。

【功效】 补益气血，调理月经。

【适应范围】 劳倦内伤，气弱血虚，神疲食少，面色苍白，眩晕心悸；或妇女经后、产后血虚发热，头痛，眩晕。

【注意和禁忌】 外感发热、湿热内盛者不宜用本汤。

鸡血藤竹丝鸡汤

【原料】 竹丝鸡1只，鸡血藤2两，生姜4片，红枣4个。

【做法】 ①鸡血藤洗净，斩碎；生姜、红枣（去核）洗净；竹丝鸡活当，去毛、肠杂，洗净，斩件，放入滚水中煮五分钟，取出过冷河。

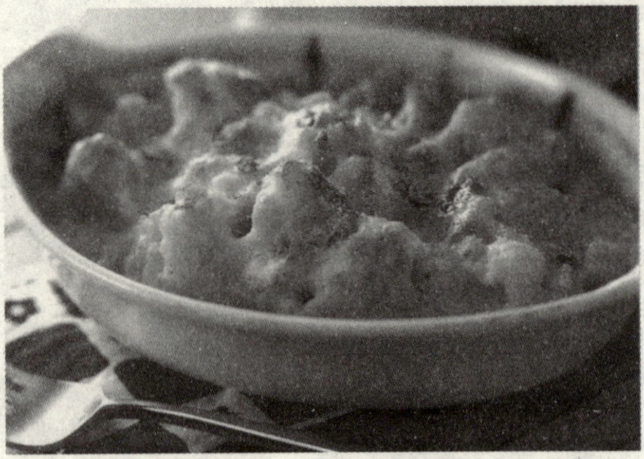

（2）把全部用料放入锅内，加清水适量，武火煮滚后，改文火煲二小时，调味供用。

【功效】补血活血，调理月经。

【适应范围】血虚兼瘀滞之月经不调，月经先后无定期，经量减少，颜色紫红，时有腹痛，面色萎黄，眩晕心悸，舌淡脉细；亦可用于出血后之贫血。

【注意和禁忌】鸡血藤以红色乳汁多者为上品，但其性较滋滞，凡脾胃虚寒、大便泄泻者不宜用本汤。

鹿胶红枣炖鸡肉

【原料】鹿胶 1 两，鸡肉 4 两，生姜 4 片，红枣 5 个。

【做法】①取鲜鸡肉（去皮）、红枣（去核）、生姜洗净。

②把全部用料放入炖盅内，加入滚水适量，盖好，隔滚水文火炖一小时，汤成趁热分 1 至 2 次服。

【功效】补肾益精，固崩止血。

【适应范围】久病伤肾，肾阳不足，粗血虚少之崩漏，下腹冷痛，腰膝酸软，头晕乏力；或虚劳羸瘦；亦可用于子宫功能性出血、贫血，更年期综合征属阳虚精血不足者。

【注意和禁忌】阴虚火旺、实证崩漏者不宜用本汤。

参归炖鸽肉

【原料】乳鸽 1 只，当归 5 钱，人参 4 钱，生姜 3 片，红枣 4 个。

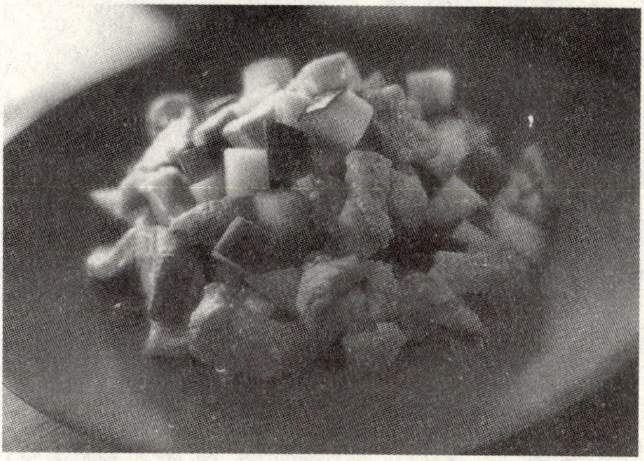

【做法】①乳鸽去毛刮净，去内脏、脚爪，放入滚水中煮 5 分钟，取出过冷河；人参（切片）、当归、红枣（去核）、生姜洗净。

②把全部用料放入炖盅内，加滚水适量，盖好，隔滚水文火炖 3 小时，调味供用。

【功效】补气生血，调经止崩。

【适应范围】气血两虚，月经量多，淋沥不尽，一月数行。头目眩晕，体虚食少。

【注意和禁忌】①如崩漏不止者，亦可加阿胶 3 钱融服。

②实证崩漏者不宜用本汤。

熟地首乌瘦肉汤

【原料】猪瘦肉 1 斤，熟地黄 1 两，何首乌 2 两。

【做法】①熟地黄、何首乌洗净，猪瘦肉洗净，切块。

②把全部用料放入锅内，加清水适量，武火煮滚后，改文火煲二小时，调味供用。

【功效】 滋阴补血，乌发养颜。

【适应范围】 更年期血虚，月经不调，头晕眼花，腰酸脚软，甚至崩漏；亦可用于血虚之头发早白、面色枯槁、皮肤粗糙。

【注意和禁忌】 ①何首乌有生首乌与制首乌之分。生首乌偏于解毒润肠，制首乌偏于补血乌发，本汤以制首乌为宜。

②脾虚便溏、外感发热者不宜用本汤。

党参生蚝瘦肉汤

【原料】 党参1两，生蚝肉半斤，猪瘦肉3两，生姜4片。

【做法】 ①党参、生姜洗净；生蚝肉洗净，放入滚水中略煮取出；猪瘦肉洗净，切大块。

②把全部用料放入锅内，加清水适量，武火煮滚后，改文火煲2小时，调味，饮汤食肉。

【功效】 滋阴补血，健脾和胃。

【适应范围】 久病阴血亏虚，妇女崩漏失血，体虚少食；或经行色淡，量多不止，面色苍白，眩晕心悸；亦可用于营养不良性贫血、血虚、皮肤枯槁。

【注意和禁忌】 脾胃虚寒、大便泄泻者不宜用本汤。

当归生姜羊肉汤

【原料】 羊肉1斤，当归1两，生姜2两。

【做法】 ①羊肉洗净，切块，用滚水拖去膻味；当归、生姜（去皮）洗净。

②把全部用料放入锅内，加清水适量，武火煮滚后，改文火煲3小时，调味供用。

【功效】 温肝散寒，养血调经。

【适应范围】 血虚寒凝之月经不调，月经推迟，经行腹痛，小腹常有冷感，头痛；或寒疝；或产后腹痛。

【注意和禁忌】①奉方是医圣张仲景用治疗虚寒腹痛之名古方。仲景提出，如寒多者，加重生姜的用量；痛多而呕者，加陈皮、白术。可作本汤运用参考。

②阴虚有热、温盛中满者不宜用本汤。

当归牛肉汤

【原料】牛肉 1 斤，当归 1 两，红枣 10 个。

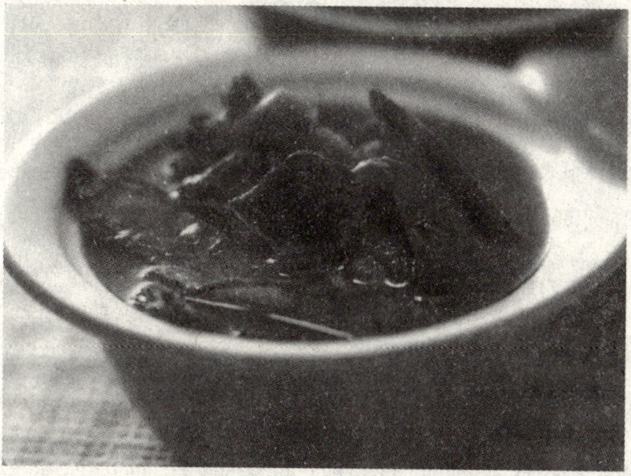

【做法】①牛肉选鲜嫩者洗净，切块；当归、红枣（去核）洗净。

②把全部用料放入锅内，加清水适量，武火煮滚后，改文火煲 2 至 3 小时，调味供用。

【功效】补血调经。

【适应范围】血虚血滞，月经不调，经行量少，小腹瘀痛，或经闭不行；亦治血虚头晕、眼花、心悸等。

【注意和禁忌】外感热病，阴亏火旺者不宜用本汤。

祛湿止带

凡以祛除湿浊，固涩止带的食物、药物为主组成，具有健脾祛湿、固肾止带等作用，用于妇女带下痛的汤品，均属祛湿止带类汤。

带下痛是妇女常见病之一。在正常的情况下，妇女阴道可分泌一种无色、质黏、无臭、量不多的液体以起润泽作用；如一旦病变，带下量增多，色、质、气味异常，并伴有体倦乏力、腰酸等全身症状者，则称之为带下病。其致病的原因，或因脾失健运，湿浊下注；或因肾虚不固，带脉失约阴液下滑；或因湿邪侵犯，与热相搏，湿热下注；凡此种种，尽管具体病因各异，但湿浊为患是一致的，故治疗以上祛湿浊为止带的主要治法，并根据其不同的原因，分别配以健脾、固肾、清热等法。根据上述治法，本类汤品用料上多选用竹丝鸡、猪瘦肉、鱼鳔、猪小肚、墨鱼、乌龟等食物，配伍补肾、健脾、法湿、止带的药物，如白果、莲须、鹿茸、金樱子、鸡冠花、扁豆花等组成。代表汤如白果莲子炖竹丝鸡、淮山鱼鳔瘦肉汤、金樱子猪小肚汤等。

由于带下病成因不同，在应用时应根据不同的证型分别选用。如湿热带下不宜过早地选用收敛固涩较强的汤品，以免禁固病邪；如肾带下则不宜用清利渗泄较峻的汤品，以免损伤正气。

黄芪扁豆花鸡蛋汤

【原料】黄芪2两，扁豆花5钱，鸡蛋2只。

【做法】①黄芪、扁豆花洗净；鸡蛋煮熟去壳。

②把全部用料放入锅内，加清水适量，武火煮滚后，改文火煲1小时，调味，食蛋饮汤（亦可加适量糖服用）。

【功效】健脾益气，祛温止带。

【适应范围】脾虚有温，带下色白、清稀无臭、绵绵不断，面色苍白，倦怠便溏；亦可用于脾虚泄泻，食欲减退。

【注意和禁忌】湿热带下或肾虚带下者均不宜用本汤。

白果莲子炖竹丝鸡

【原料】竹丝鸡 1 只，白果 5 钱，莲子、糯米各 1 两，胡椒 1 钱。

【做法】①竹丝鸡刮净，去内脏，洗净，滴干水。

②白果（去皮）、莲子（去心）、胡椒洗净，糯米用清水略浸洗净，一齐放入竹丝鸡肚内，用线缝合，放入炖盅内，加滚水适量，盖好，隔滚水文火炖 3 小时，调味，饮汤食肉。

【功效】健脾固肾，收涩止带。

【适应范围】病后体弱或劳倦损伤，脾肾两虚，腰膝酸软，带下量多、清稀无臭、绵绵不断，面色苍白，神疲乏力；亦可用于肾虚腰痛、白浊等。

【注意和禁忌】①白果有小毒，久煮则毒减，故用量不宜过大，而且最宜久煎。

②带下湿热内盛实证者不宜用本汤。

鹿茸淮山炖竹丝鸡

【原料】鹿茸 1 钱，淮山药 1 两，竹丝鸡 3 两。

【做法】①鹿茸、淮山药洗净；竹丝鸡肉去皮，洗净切块，放入滚水中煮五分钟，取出过冷河。

②把全部用料放入炖盅内，加滚水适量，盖好，隔滚水文火炖 2 至 3 小时，汤成趁热服。

【功效】温肾壮阳，收敛止带。

【适应范围】肾阳不足，腰膝酸软，头晕耳鸣，畏寒肢冷，带下清稀、绵绵不断，小便频多；亦可用于更年期综合症属阳虚者。

【注意和禁忌】湿热带下、外感发热者不宜用本汤。

淮山鱼鳔瘦肉汤

【原料】淮山2两，鱼鳔1两，猪瘦肉半斤。

【做法】①淮山药洗净；猪瘦肉洗净，切块；鱼鳔用水浸发，洗净，切丝。

②把全部用料放入锅内，加清水适量，武火煮滚后，改文火煲2小时，调味供用。

【功效】滋阴补肾，涩精止带。

【适应范围】肾阴不足之腰酸脚软、头晕耳鸣、带下不止，虚热盗汗；亦可用于产后血虚眩晕。

【注意和禁忌】鱼鳔较为滋滞，凡脾胃虚寒、大便溏薄者不宜用之。

金樱子猪小肚汤

【原料】金樱子1两，猪小肚2个，生姜4片。

【做法】①金樱子、生姜洗净；猪小肚用盐擦洗干净，放入滚水中拖去臊味。

②把全部用料放入锅内，加清水适量，武火煮滚后，改文火煲1至2小时，调味供用。

【功效】补肾止带。

【适应范围】肾气不足之腰膝酸软，白带过多，小便清长，夜尿频多；亦可用于脱肛、子宫下垂、崩漏等。

【注意和禁忌】湿热带下者不宜用本汤。

银花车前猪小肚汤

【原料】金银花、车前草各1两，猪小肚2个。

【做法】①金银花、车前草洗净；猪小肚用盐擦洗干净，放入滚水中拖去臊味。

②把全部用料放入锅内，加清水适量，武火煮滚后，改文火煲1至2小时，调味供用。

【功效】清热祛温，止带。

【适应范围】湿热下注，带下色黄、质黏秽臭，外阴糜烂，口渴咽干，微热口苦，小便短黄；亦可用于阴道炎、输卵管炎、泌尿系感染属温热者。

【注意和禁忌】肾虚带下、脾胃虚寒者不宜用本汤。

白果黄豆鲫鱼汤

【原料】白果5钱，黄豆2两，鲫鱼半斤，生姜4片。

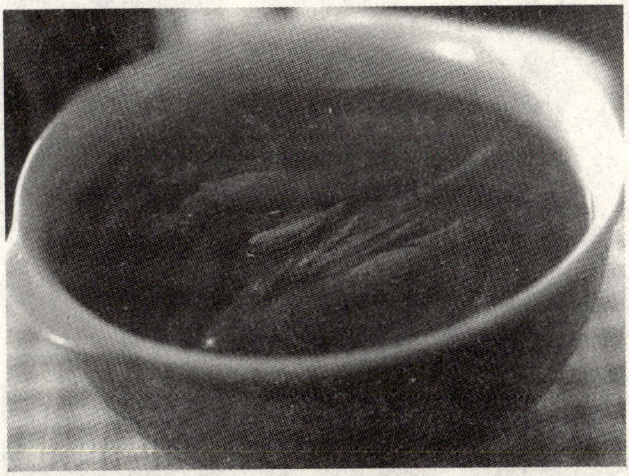

【做法】①白果（去壳）、生姜洗净；黄豆洗净，用清水浸1小时；鲫鱼活刮，去鳞、鳃、肠脏，洗净。

②把全部用料放入锅内，加清水适量，武火煮滚后，改文火煲2小时，调味供用。

【功效】祛湿止带。

【适应范围】病后体弱，温浊下注，带下色白、量多无臭，小便白浊，体倦乏力，舌苔白腻，脉濡；亦可用于乳糜尿、白浊属湿浊下注者。

【注意和禁忌】①白果有小毒，用量不宜过大，久煮则毒减。②湿热内蕴之黄带者不宜用本汤。

当归墨鱼汤

【原料】羊肉1斤，墨鱼（连骨）半斤，当归1两，淮山药2两，红枣5个，生姜5片。

【做法】①羊肉洗净，切块，用滚水拖去膻味；墨鱼洗净，取出墨鱼洗净，取出墨鱼骨略打碎；当归、淮山药、生姜、红枣（去核）洗净。

②把全部用料放入锅内，加清水适量，武火煮滚后，改文火煲3小时，调味供用。

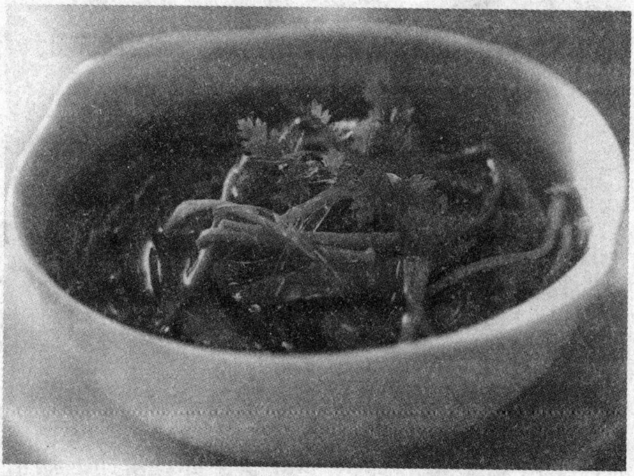

【功效】补血养肝，温经正常。

【适应范围】肝血不足，寒凝经脉，月经不调，经行量多，或带下不止，头晕眼花，手脚麻痹，舌淡，脉细弱。

【注意和禁忌】阴虚火旺、湿热带下者不宜用本汤。

育胎保产

凡以补虚育胎的食物、药物为主组成，具有补益气血、育胎保产作用，以促进胎儿生长、发育，或调理育妇身体、用治胎漏（先兆流产）、滑治（习惯性流产）、妊娠恶阻、妊娠水肿等病的汤品，均属育胎保产类汤。

妇女妊娠后，生理变化很大，血液需下聚以养胎。如肾气不足，冲任虚损，胎气不固，每致漏或滑胎；如脾胃气虚，气血生化不足，则无经养胎，使胎小不长；如脾肾两虚，水湿运化失司，又会导致妊娠水肿。妊娠期的保健及疾病的治疗原则，大多是安胎育胎与补虚治病并举。安胎育胎之法，以补肾健脾为主，补肾为固胎之本，健脾乃益血之源，本固血充则胎安、胎长。若母体有病，则宜先祛病。治病之法，以补益气血、健脾和中为贵，使气血充而祛邪却病。本类汤品选用鹿肉、鲤鱼、牛骨、猪骨等补虚安胎食，配伍人参、黄芪、桑寄生、阿胶等药物组成。化表汤如参芪砂仁瘦肉汤、杜仲参胶鹿肉汤、胶艾瘦肉汤等。

本类汤品以滋补为主，用料多滋滞，故进时宜注意脾胃功能，否则虚不受补。凡外感发热、湿热内盛、血瘀内阻者均不宜用之。

二莲鸡子黄汤

【原料】鸡蛋 2 只，莲子、百合各 1 两，莲须 4 钱，红枣 4 个。

【做法】①莲子（去心）、红枣（去核）、百合、莲须洗净；鸡蛋去白留黄。

②把用料放入锅内，加清水适量，以文火煲 1 小时，再放蛋黄入汤中，刚熟即可，饮汤食蛋（亦可加适量糖服用）。

【功效】养心除烦，安神固胎。

【适应范围】妊娠后阴血不足，虚烦不眠，心中烦闷，心悸心慌，多梦易醒，舌红苔少，脉细数。养阴血，以除烦安神，又能滋补安胎，是孕妇常用的保健饮品。

【注意和禁忌】脾胃虚寒者不宜用本汤。

参芪砂仁瘦肉汤

【原料】猪瘦肉一斤，党参五钱，黄芪、淮山药各1两，砂仁2钱。

【做法】①猪瘦肉洗净，放入滚水锅内略煮，取出过冷河；砂仁洗净。

②党参、黄芪、淮山药洗净，与猪瘦肉一齐放入锅内，加清水适量，武火煮滚后，改文火煲2小时，然后加入砂仁，再煲半小时，调味供用。

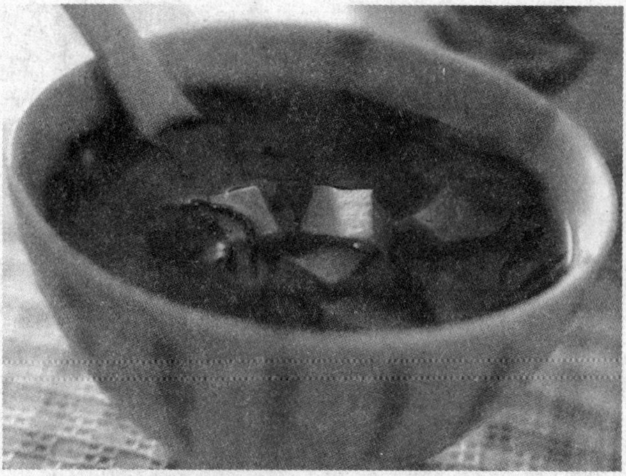

【功效】补益气血，和胃安胎。

【适应范围】妊娠早期，恶心欲吐，食少体倦，头晕心悸；或胎气不固，易于流产者；亦用于防治习惯性流产。

【注意和禁忌】如气虚体弱甚者，宜把党参易为高丽参，并改煲为炖服，效果更佳。

宁麻根党参瘦肉汤

【原料】 宁麻根、党参各一两，猪瘦肉半斤。

【做法】 宁麻根、党参、猪瘦肉洗净，放入锅内，加清水适量，武火煮滚后，改文火煲二小时，调味，饮汤食肉。

【功效】 健脾，清热，安胎。

【适应范围】 妊娠早期，脾虚有热，胎动不安，或胎漏下血，腰腹聚坠胀作痛，心烦不安，饮食减少；亦可用于防治习惯性流产，月经过多。

【注意和禁忌】 肾阳不足之胎漏证者不宜用本汤。

胶艾瘦肉汤

【原料】 阿胶 5 钱，祈艾叶 1 两，猪瘦肉 3 两。

【做法】 ①祈艾叶洗净；阿胶打碎；猪瘦肉洗净，切大块。

②把祈艾叶与猪瘦肉放入锅内，加清水适量，武火煮滚后，改文火煲 1 小时，去叶渣，加入阿胶溶化，温服。

【功效】 养血安胎，温经止痛。

【适应范围】 妊娠早、中期，血虚受寒，腹中冷痛，腰酸下坠，或阴道少量出血，色淡红而质稀；亦可用于习惯性流产、崩漏属虚寒者。

【注意和禁忌】 脾虚湿滞、大便泄泻者不宜用本汤。

眉豆排骨汤

【原料】 排骨（或猪尾骨）1.5 斤，眉豆、莲子肉各 1 两，栗子 3 两，红枣 4 个。

【做法】 ①排骨洗净，切去肥肉，斩件；栗子去壳，放入开滚水中煮 5 分钟，去衣，莲子肉、眉豆、红枣（去核）洗净。

②把全部用料放入锅内，加清水适量，武火煮滚后，改文火煲 3

小时，调味供用。

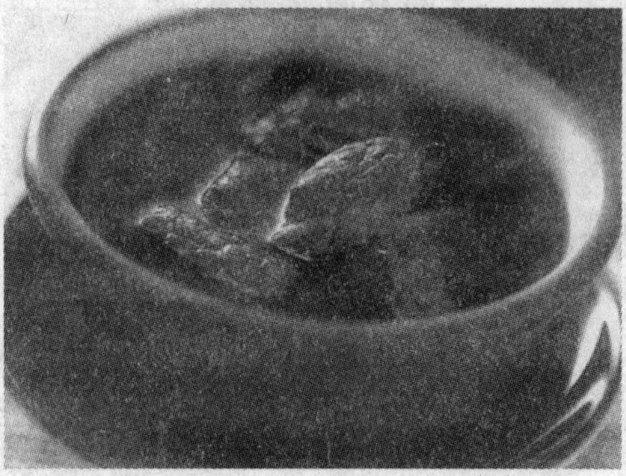

【功效】健脾益气，利水消肿。

【适应范围】妊娠脾虚，体弱食少，体倦乏力，下肢浮肿；或脚气水肿，或营养不良性水肿。

【注意和禁忌】栗子较为滋滞，用量不宜过大。

寄生党参猪骨汤

【原料】猪骨 2 斤，桑寄生、党参各 1 两，红枣 5 个。

【做法】①猪碎骨或猪脊骨洗净，斩件；桑寄生、党参、红枣（去核）洗净。

②把全部用料放入锅内，加清水适量，武火煮滚后，改文火煲 3 小时，调味供用。

【功效】补气养血，保产育胎。

【适应范围】妊娠中期，气血两虚，形体消瘦，体倦乏力，腰膝酸软；或胎儿发育不良，胎动不安。

【注意和禁忌】胎热或湿热内盛者不宜用本汤。

发菜生蚝猪骨汤

【原料】猪脊骨 1.5 斤，发菜 5 钱，生蚝 4 两，红枣 4 个。

【做法】①猪脊骨切去肥油，洗净，斩件；发菜浸软，加数滴生油，洗净；红枣（去核）洗净；生蚝去壳取肉（亦可用干蚝豉代之）洗净。

②把全部用料放入锅内，加清水适量，武火煮滚后，改文火煲1小时，然后下发菜，再煲1小时，调味供用。

【功效】 滋阴养血，平肝熄风。

【适应范围】 久病血亏或妊娠后期，血虚风动，头目眩晕，目胀耳鸣，肌肉拘挛；现用治妊娠高血压综合症、高血压病。

【注意和禁忌】 脾胃虚寒或肝热症之高血压病者不宜用本汤。

巴戟杜仲羊肉汤

【原料】 羊肉半斤，巴戟天5钱，杜仲4钱，生姜5片。

【做法】 ①巴戟天、杜仲、生姜洗净；羊肉洗净，切大块，用滚水拖去膻味，取出备用。

②把全部用料放入锅内，加清水适量，武火煮滚后，改文火煲2至3小时，调味供用。

【功效】 补肾养胎。

【适应范围】 妊娠后小不长（腹形小于正常妊娠月份），腰部酸冷，手足不温，饮食减少；亦可用于产后肾虚之腰酸脚软、筋骨无力。

【注意和禁忌】 胎热胎动不安、外感发热者不宜用本汤。

苏叶砂仁鲫鱼汤

【原料】 鲫鱼2条，苏叶5钱，砂仁2钱，生姜4片。

【做法】 ①苏叶、砂仁、生姜洗净；鲫鱼活刮，去鳞、鳃、肠脏，洗净，下油锅用姜爆至微黄。

②将鲫鱼、姜放入锅内，加清水适量，武火煮滚后，改文火煲半小时，下苏叶、砂仁再煲20分钟，调味，饮汤食肉。

【功效】 健脾行气，和胃止呕。

【适应范围】 妊娠早期，脾虚气滞，恶心欲吐，食欲减退，脘腹胀闷，怠倦乏力；亦可用于急性胃炎、水土不服之呕吐。

【注意和禁忌】 苏叶、砂仁气味芳香，煲汤时不宜久煎，以免影响其止呕健胃的功效。

归芪鲤鱼汤

【原料】 鲤鱼 1 条（约 2 斤），黄芪 1 两，当归 4 钱，生姜 3 片。

【做法】 鲤鱼去鳞，削净；黄芪、当归、生姜洗净；一齐放入锅内，加清水适量，武火煮滚后，改文火煲 2 小时，调味，食鱼饮汤。

【功效】 补益气血，利水消肿。

【适应范围】 妊娠后营养不良，气血两虚，头晕眼花，神疲乏力，精神不振，下肢浮肿；近用治营养不良性水肿、失血性贫血。

【注意和禁忌】 当归宜选用当归头，不宜用当归尾；因当归头补血，当归尾破血犯胎。

补虚催乳

凡以补益气血，促进乳汁分泌的食物、药物为主组成，具有催乳或通乳作用，使乳汁分泌增加，排乳畅通，用治产后气血两亏的乳汁缺少、清稀，或乳腺不通，排乳困难的汤品，均属补虚催乳类汤。

产后乳汁减少或全无，称为“缺乳”或“乳汁不足”，多因产后体弱，气血生化之源不足，或肝郁气滞，乳汁运行受阻所致。乳汁为血所化，赖气运行。气血来源于饮食营养。若脾胃气虚，营养吸收不足，或因分娩失血过多，以致气血亏虚，不能化为乳汁，因而乳汁减少或全无。此外，产后情志抑郁，肝气郁结，经脉不畅，阻碍乳汁运行、排出，亦会导致乳汁缺少。治应补益气血以催乳，

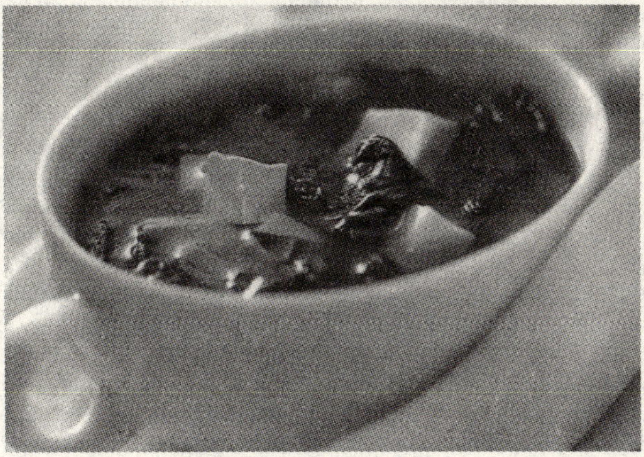

或疏解肝郁以通乳。本类汤品常用猪脚、章鱼、鱼肉、蛏肉、牛鳅鱼、木瓜等食物，配伍黄芪、党参、当归、五爪龙、王不留行、木通等补气血、催乳、通乳药物组成。代表汤如黄芪猪脚汤、木瓜章鱼汤、芫荽白饭鱼汤等。

本类汤品多以补虚为主，凡有实邪如外感发热、湿热内蕴者不宜服用，以免使病邪留滞不去乃至发生他变。

金针花豆腐瘦肉汤

【原料】金针花 1 两，豆腐 1 块，猪瘦肉半斤。

【做法】①金针花用水浸软，洗净；猪瘦肉洗净；豆腐切大块。

②将金针花、猪瘦肉一齐放入锅内，加清水适量，武火煮滚后，改文火煲 1 小时，再放入豆腐煲滚 10 分钟左右，调味供用，饮汤食豆腐、肉。

【功效】清热，滋阴，通乳。

【适应范围】产后虚热，口渴咽干，心烦胸闷，夜睡不安，乳汁减少，大便干结；亦可用于神经衰弱之心悸失眠属虚热者。

【注意和禁忌】脾胃虚寒之大便溏薄者不宜用本汤。

黄芪猪脚汤

【**原料**】猪脚2只，黄芪、党参各1两，当归4钱，通草3钱，红枣5个。

【**做法**】①猪脚刮毛去甲，洗净，斩件，放入滚水中煮十分钟，取出用清水漂洗干净；黄芪、党参、当归、通草、红枣（去核）洗净。

②把全部用料放入锅内，加清水适量，武火煮滚后，改文火煲3小时，调味供用。

【**功效**】补益气血，通利乳汁。

【**适应范围**】产后体弱，气血两虚，乳法不通，或量少精稀，伴面色无华，头晕心悸，体倦食少。

【**注意和禁忌**】外感发热，湿滞食少者不宜用本汤。

木通猪脚汤

【**原料**】猪脚2只，木通5钱，红枣5个。

【**做法**】①猪脚刮毛去甲，洗净，斩件，放入滚水中煮10分钟，取出用清水漂洗干净；红枣（去核）、木通洗净。

②把全部用料放入锅内，加清水适量，武火煮滚后，改文火煲3小时，汤成加少许米酒，调味温服。

【**功效**】补血通乳。

【**适应范围**】产后血虚之乳汁不通，或乳汁过少，体虚乏力。

【**注意和禁忌**】①汤中木通为马兜铃科或毛茛科植物之藤茎，亦可用。五加科植物通脱木（俗称通草）之茎髓代之，其功效相似。

②脾虚湿滞者不宜用本汤。

莲藕猪脚章鱼汤

【**原料**】猪脚2只，章鱼2两，莲藕1斤，红豆1两，红枣5

个。

【做法】①猪脚刮毛、去甲、洗净，斩件，放入滚水煮10分钟，取出用清水漂洗干净；莲藕刮皮去节、洗净、切块；章鱼浸洗干净；红枣（去核）、红豆洗净。

②把全部用料放入锅内，加清水适量，武火煮滚后，改文火煲3小时，调味供用。

【功效】补血通乳。

【适应范围】产后血虚，面色无华，头晕眼花，乳汁不下或乳汁稀少。

【注意和禁忌】外感发热者不宜用本汤。

木瓜章鱼汤

【原料】猪尾（连尾骨）1条（约1.5斤），章鱼2两，番木瓜1斤，花生肉3两，红枣5个。

【做法】①猪尾刮毛，割去肥肉，洗净，斩件；半生熟木瓜去皮核，洗净，切厚件；章鱼浸发，撕开；红枣（去核），花生肉洗净。

②把全部用料放入锅内，加清水适量，武火煮滚后，改文火煲3小时，调味供用。

【功效】补血通乳，强壮腰膝。

【适应范围】产后血虚，腰膝酸软，头晕眼花，面色无华，乳汁稀少。

【注意和禁忌】木瓜为番木瓜科番木瓜之果实，与祛风湿之宣木瓜不同，应加以区别。

芫荽白饭鱼汤

【原料】鲜芫荽1两，白饭鱼5两，生姜4片。

【做法】①鲜芫荽去根，洗净；生姜洗净；白饭鱼割刮净，滤干水。

②白饭鱼下油锅用生姜爆到微黄，加清水适量，武火煮滚后，改文火煲半小时，下芫荽略煲，调味供用。

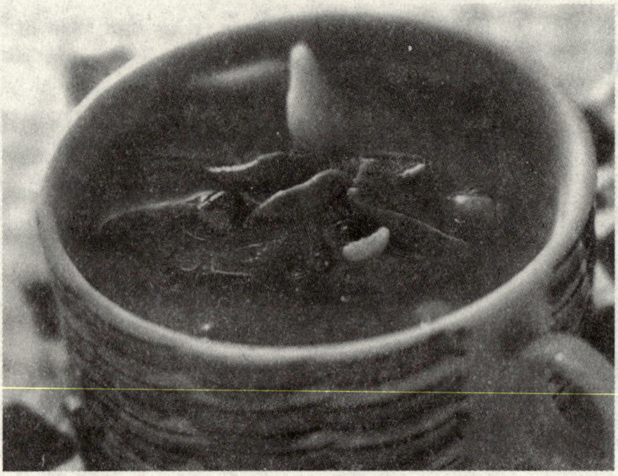

【功效】芳香健胃，补虚催乳。

【适应范围】产后体弱，食欲不振，口渴津少，乳汁稀少；或消化不良，胸闷欲吐者。

【注意和禁忌】①亦可用泥鳅代白饭鱼，其功用相似。

②湿热实证者不宜用本汤。

强壮祛风

凡以补益肾精，祛风健骨的食物、药物为主组成，具有补益气血、强壮筋骨、舒筋活络等作用，用于产后出血过多之眩晕、虚羸，或腰膝萎软、筋脉拘挛乃至瘫痪证的汤品，均属强壮祛风类汤。

产后如调理不当，常见产后眩晕，产后风湿，产后腹痛等病证。产后眩晕多由平素体虚、产后出血过多、调养失宜所致，每见面色苍白、心悸眩晕、手脚麻木、形体虚羸等表现；如治疗不当，出血过多，血脱及气虚甚至会出现晕厥脱证，是产后急症之一。一般眩晕治宜补益气血为主，如晕厥脱证则应益气固脱以急救之。产后风湿多由产后体弱，风湿之邪乘侵犯经终而致，以产后腰酸脚软、肢体麻木、筋脉拘举、关节痹痛、步履艰难，甚至瘫痪为主要表现，治宜补益肝肾、祛风胜湿、强壮筋骨；使肾气充，精血足而筋骨健。产后腹痛多由产后受寒，或血瘀内阻，血行不畅而臻多表现为下腹疼痛，得温则舒，恶露不行，手足不温，治宜温经散寒，去瘀止痛，使寒邪祛除，经络温通，血行通畅则腹痛可止。本类汤品多选用羊肉、竹丝鸡、屈头鸡、鲤鱼、三蛇等温补食物，配伍祈艾叶、巴戟、海马、千斤拔、桑寄生、当归等温补肝肾、祛除风湿的药物组成，有补虚强壮、温通祛风等作用，可用于产后调理和疾病的治疗。代表汤如生姜甜醋鸡蛋汤、巴戟当归炖羊肉、桑寄牛大力猪脚汤等。

然而，产后病范围较广，有虚实、急缓之分，本类汤品以产后调理保健为主，药性多以补虚强壮、祛风止痛，故产后发热、产后感冒者不宜使用。产后血晕、痉挛症虽属虚寒者多，但来势凶猛，病情危急，本类汤品难于胜任，只可作辅助之用。

五爪龙千斤拔竹丝鸡汤

【原料】竹丝鸡1只，五爪龙1两，千斤拔2两，红枣4个。

【做法】①五爪龙、千斤拔洗净，略切碎；竹丝鸡活刮，去毛、肠脏，洗净，斩件；红枣（去核）洗净。

②把全部用料放入锅内，加清水适量，武火煮滚后，改文火煲1至2小时，汤成调味，饮汤食肉。

【功效】补益气血，舒筋活络。

【适应范围】产后气血两亏，下肢酸软，步履困难，肌肤麻木，筋腱拘举；或产后下肢瘫痪属气血虚弱者。

【注意和禁忌】湿热萎痹、瘀阻瘫痪者不宜用本汤。

党参杞子炖鹌鹑

【原料】党参1两，杞子3钱，淮山药5钱，鹌鹑2只。

【做法】①党参、淮山药、杞子洗净；鹌鹑活刮，去毛、脚、肠脏，洗净，斩件。

②把全部用料放入炖盅内，加滚水适量，盖好，隔滚水文火炖二小时，调味供用。

【功效】补气养阴，健脾益肾。

【适应范围】产后体弱，脾肾两虚，面色萎黄，体倦乏力，饮食减少，头晕眼花，耳鸣耳聋；亦可用于防治老年性白内障、耳聋等。

【注意和禁忌】脾肾阳虚、感冒发热、温热内盛者不宜用本汤。

山楂红枣瘦肉汤

【原料】山楂子1两，猪瘦肉4两，红枣8个。

【做法】①山楂子、红枣（去核）洗净；猪瘦肉洗净，切大块。

②把全部用料放入锅内，加清水适量，武火煮滚后，改文火煲1小时，调味供用。

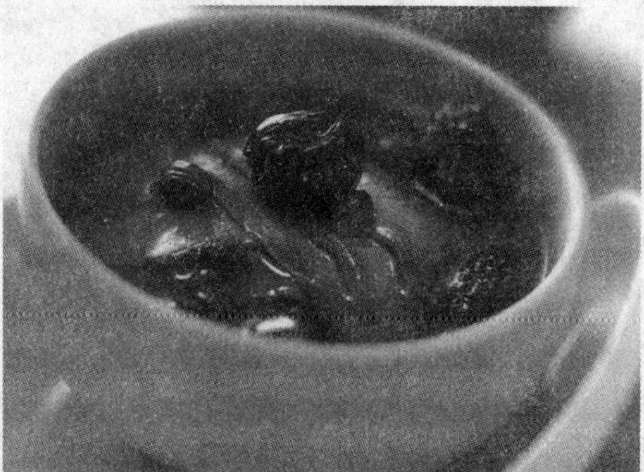

【功效】健脾开胃，祛瘀止痛。

【适应范围】产后气虚血瘀，恶露不行，腹中疼痛，或食后不化，脘腹饱胀；亦可用于消化不良，食欲不振。

【注意和禁忌】外感发热、月经过多者不宜用本汤。

桑寄生牛大力猪脚汤

【原料】 猪脚 1 只，桑寄生、牛大力各 1 两。

【做法】 ①牛大力洗净，切碎；桑寄生洗净；猪脚刮毛、去蹄甲，洗净，斩件，放入滚水中煮 10 分钟，取出用清水漂洗净。

②把全部用料放入锅内，加清水适量，武火煮滚后，改文火煲 2 至 3 小时，调味供用。

【功效】 补益肝肾，强壮筋骨。

【适应范围】 产后体弱，肝肾不足，腰膝酸软，肢体麻木，筋腱拘挛；亦用于风湿日久，筋骨萎软；或中风后遗症属肝肾不足者。

【注意和禁忌】 湿热痹痛、血瘀瘫痪者不宜用本汤。

生姜甜醋猪脚汤

【原料】 猪脚 1 只，甜醋 1 斤，生姜 4 两，冰片糖少许。

【做法】 ①生姜刮皮，洗净，拍烂；猪脚去毛、蹄甲，洗净，斩件，用滚水煮 10 分钟，取出用清水漂洗净。

②把甜醋放入瓦锅内，武火煮滚后，加入生姜、猪脚，再煮滚，改文火煲 1 至 2 小时（如汤水不足时，可加入少量滚水），加入冰片糖，分次饮甜醋，食姜、猪脚。

【功效】 温经补血，散寒开胃。

【适应范围】 产后血虚，面色苍白，眩晕心悸，食欲减退，口淡泛涎，手脚麻木，脚体不湿，恶露不行，腹痛。

【注意和禁忌】 产后阴虚有热，外感发热者不宜用本汤。

海马红枣炖羊肉

【原料】 羊肉半斤，海马 2 钱，红枣 5 个，生姜 5 片。

【做法】 ①海马、红枣（去核）、生姜洗净；羊肉洗净，切块，放入滚水中拖去膻味。

②把全部用料放入炖盅内，加滚水适量，盖好，隔滚水文炖2至3小时。调味，饮汤食肉。

【功效】温肾壮阳，补益气血。

【适应范围】产后阳虚血少，腰膝酸软，头晕耳鸣，小腹冷痛，神疲气喘，小便频多，白带清稀，亦可用于男性阳痿精冷、腰酸尿频属肾阳不足者。

【注意和禁忌】阴虚火旺、感冒发热者不宜用本汤。

玉竹淮山兔肉汤

【原料】兔肉半斤，玉竹2两，淮山药1两，红枣4个。

【做法】①玉竹、淮山药、红枣（去核）洗净；兔肉洗净，切块。

②把全部用料放入锅内，加清水适量，武火煮滚后，改文火煲2小时，调味，饮汤食肉。

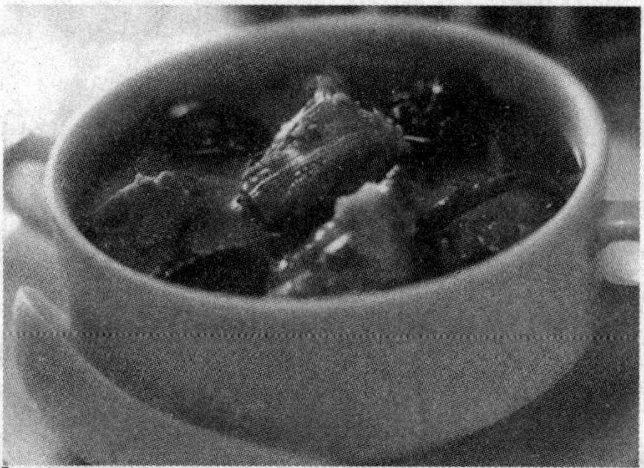

【功效】养阴柔筋。

【适应范围】产后阴血亏虚，面色苍白，心悸眩晕，筋肉拘挛，骨节屈伸不利，口渴津少，大便干燥；亦可用于年久风温麻痹属阴血不足者。

【注意和禁忌】肾阴不足、寒湿痹痛者不宜用本汤。

桂圆洋参茶

【原料】桂圆肉 10 克，西洋参 6 克，白糖 20 克。

【功效】补气血，宁心神。适用于心律不齐，气虚失眠的心悸患者食用。

【做法】①把桂圆肉、西洋参放入炖锅内，加清水 200 毫升。

②把炖锅置中火烧沸，再用文火煎煮 15 分钟即成，食用时加入白糖调匀。

【功效】活血化瘀，滋补气血。

小枣红豆粥

【配方】红小豆 250 克，红小枣 250 克，白糖 200 克，糖桂花 15 克。

【做法】①将小枣洗净，放入盆内，示放水、干着上屉蒸熟，取出备用。

②将锅内放适量水，待水开后把洗干净的红小豆倒入锅内煮，先用大火烧开锅，然后把锅移到小火上慢慢地煮，待煮至红小豆开了花，再把蒸熟的红小枣倒入锅内，再继续煮一会儿，把锅移至小火即成，吃时将粥盛在碗里，加点儿白糖和糖桂花即可食用。

【功效】活血化瘀，滋补气血。

干煸黄鱼

【配方】黄鱼 1 条（重 500 克），冬笋 15 克，熟白肉 15 克，水发香菇 10 克，豆油 20 克，香油 35 克，高汤 500 克，酱油 25 克，精盐 4 克，味精 3 克，白糖 30 克，醋 10 克，料酒 20 克，葱丝、姜丝、蒜片各 2 克，大料 1 克，净油 500 克（实耗 50 克）。

【做法】①将黄鱼去鳞、去鳃、撕去背鳍，在鱼肛门处划一刀，用筷子卷出鱼内脏。洗净后在鱼体两侧剞直刀纹（每面均匀剞 5 ~ 6

刀，划破鱼皮即可，否则鱼肉易散)。

②将冬笋、熟白肉、香菇均切成0.6厘米见方的小丁备用。

③将炒锅置旺火上，放入净油烧至八成热，下入黄鱼炸成金黄色硬挺时捞出。

④原锅放入豆油20克烧热，下入大料、葱、姜、蒜爆锅，加入料酒、醋、酱油、高汤，下入笋丁、白肉丁、香菇丁，加入白糖、味精、精盐找好口味，烧沸撇去浮沫，放入鱼，用微火焯透，再转旺火收汁，把汁收至少而稠时，淋入少许明油，把鱼翻个身，淋入香油，拖入鱼盘内即成。

【功效】活血化瘀，滋补气血。

生姜红花豆芽粥

【原料】红花6克，生姜10克，黄豆芽50克，大米100克。

【做法】①将生姜洗净，切成细丝；红花洗净；黄豆芽洗净，除去根须；大米淘洗干净。

②将大米、黄豆芽、生姜、红花同放铝锅内，加清水800毫升，置武火上烧沸，再用文火煮35分钟即成。

【功效】温胃，除温，减肥，祛瘀。

烧块鱼

【配方】青鱼中段750克，熟花生油80克，酱油50克，料酒25克，白糖15克，葱段15克，姜片10克。

【做法】①将青鱼中段洗净，沿脊背剖开，剁成5厘米长、2.7厘米宽的块，洗净沥水备用。

②将炒锅置吠上烧热，放入花生油50克烧至七成热，下入葱段、姜片略炸，放入鱼块，加入料酒、酱油、白糖及清水少许加盖烧沸，转小火焖透，再转旺火收稠汤汁，捡去葱姜，淋上热花生油。装盘即成。

【功效】活血化瘀，滋补气血。

山药红花豆腐粥

【原料】红花6克，山药20克，豆腐50克，大米100克。

【做法】①将山药浸泡一夜，切成3厘米见方的薄片；红花洗净；豆腐洗净，切成丁；大米淘洗干净。

②将大米、山药、红花、豆腐丁同放锅内，加清水800毫升，置武火上烧沸，再用文火煮35分钟即成。

【功效】健脾，利尿，减肥，祛瘀。适用于冠心病患者食用。

酱汁活鱼

【配方】活青鱼1条（重约500克左右），香油15克，黄酱50克，白糖50克，味精1克，料酒15克，葱段15克，姜片10克，姜末10克，花生油600克（实耗75克）。

【做法】①鱼去鳞、鳃、鳍，开膛去内脏，洗净控水，再在鱼身两侧每隔1厘米切一个斜刀口，深度以至骨为度。

②将炒锅置火上，放入花生油，烧至七成热，下入青鱼炸一分钟左右捞出，倒去油。

③将原锅留油40克，烧至四成热，下入黄酱、白糖，用微火慢慢煸炒，炒至酱汁发黏起亮、酱香很浓时，烹入料酒，加入葱段、姜片、味精及适量清水。烧开后下入炸好的鱼，用微火烧10分钟，用铲子把鱼翻个身，再烧10分钟左右至鱼熟透取出放入鱼盘内。捡出锅内的葱段、姜片，把酱汁慢慢爆浓，加入香油搅匀，然后起锅浇在鱼身上，撒上姜末即成。

【功效】活血化瘀，滋补气血。

红花山药豆浆粥

【原料】红花6克，山药20克，豆浆100克，大米100克。

【做法】①将山药用清水浸泡一夜，切3厘米见方的薄片；红花洗净；大米淘洗干净；黄豆用清水浸泡一夜，磨碎，过滤，收取豆浆。

②将大米、山药、红花置铝锅内，加水600毫升，置武火烧沸，再用文火煮35分钟，加入豆浆，再煮3分钟即成。

【功效】健脾，清热利尿，减肥，祛瘀。

咸豆浆

【配方】黄豆500克，油条120克，榨菜80克，红酱油25克，精盐25克，白糖25克，味精3克，醋25克，辣油10克，葱末10克，油脚2克。

【做法】①将油条切成丁；榨菜切成末。

②将红酱油、精盐、白糖、味精加水250克，入锅煮沸倒出，再加入醋，制成酱醋混合调料。

③将黄豆捡去杂质，淘洗干净，浸入水中（夏天浸泡4小时，春秋浸泡9小时，冬天浸泡15小时），至黄豆涨发，倒入淘罗，用水冲净。

④将浸泡好的黄豆磨成浆，边磨边加水，加水要适量，以使豆浆浓度不低于规定标准（浓度为6度）。

⑤将磨出的浆水连豆渣一同舀入清洁的白细滤浆布内，加入油脚2克左右（有去渣的作用），经过滤即为生豆浆，然后将豆浆煮沸20分钟，随煮随搅，以免焦煳。

⑥将油条丁、榨菜末、虾皮、葱末等放入豆浆，煮至滚沸离火。加人酱醋混合调料，淋几滴辣油，盛入碗内即成。

【功效】活血化瘀，滋补气血。

蒜油青鱼

【配方】青鱼1条（重约500克），大蒜瓣30克，香菜叶5克，花生油35克，酱油20克，精盐15克，味精1克，料酒25克，白糖3克，胡椒粉1克，花椒5粒，葱段、姜片各25克。

【做法】①将鱼去净鳞、鳃和内脏，刮洗干净鱼体内外的黑膜及黏液。从鱼腹腔内，贴着脊骨两侧各顺划一刀，即把两肋的肋骨割断，而皮肉须完整，使鱼头和鱼腹能向两侧敞开、脊背朝上伏卧着。

②把大蒜瓣剁成末。再把酱油、料酒、味精、白糖、胡椒粉及少量凉开水放入碗内，搅匀成调味汁。

③将锅置火上，注入清水（以能浸没鱼体为度）烧开，加入葱段、姜片、花椒、精盐、料酒及鱼，用微火慢煮（煮时不能火大，否则鱼皮易崩裂，影响美观），在煮的过程中，尽量不要推动鱼体，以免碰破皮肉。煮10分钟左右，用筷子轻扎鱼背肉厚处，如一扎即透，说明鱼已煮熟。随即把鱼捞出，控去水，使鱼伏卧于盘中。然后在鱼身上浇上碗内的调味汁，撒上蒜末。

④另取一锅置火上，倒入花生油，待油烧至冒青烟时，把油慢慢地浇在鱼身上的蒜末上，再撒上洗净的香菜叶即成。

【功效】活血化瘀，滋补气血。

鱼腥草饮

【配方】鱼腥草20克（鲜品50克），白糖20克。

【制法】①将鱼腥草去杂质、黄叶、老根。洗净。

②将鱼腥草放入铝锅内，加水适量，置武火上烧沸，再用文火煎煮20分钟，停火，滤去渣，留汁液，加入白糖搅匀即成。

【用法】代茶饮用。

【功效】清热解毒，消肿排脓。

蒲公英粥

【配方】薄公英20克（鲜品50克），大米100克。

【制法】①将蒲公英洗净，放入锅内，加水适量，煎煮20分钟，停火，去渣，留汁液待用。

②将大米淘洗干净，放入铝锅内，再放入药汁和适量清水，置武火上烧沸，再用文火煮30分钟即成。

【用法】每日1次，每次吃粥100克。正餐食用。

【功效】清热解毒，利湿消肿。

芡实炖老鸭

【配方】芡实30克，山药30克，老鸭1只，盐6克，胡椒粉6克，料酒10克，生姜10克

【做法】①将老鸭宰杀去毛桩、内脏及爪，放入沸水锅内氽去血水；芡实去杂质洗净；山药发透切薄片；生姜拍破。

②将老鸭、芡实、山药、生姜、料酒同放入炖锅内，加水适量，置武火上烧沸，再用文火炖煮2小时，加入盐即成。

【食法】每日1次，每次吃老鸭50～100克，喝汤。

【功效】补脾胃。止泄泻。

干萝卜炖驴舌

【配方】干萝卜100克，驴舌1条料酒10克，盐6克，生姜10克，胡椒粉6克

【做法】①将干萝卜洗净；生姜拍破洗净；驴舌洗净，切2厘米见方的块。

②将驴舌、生姜、料酒、胡椒粉、干萝卜、料酒同放入炖锅内，加水适量置武火上烧沸，再用文火炖煮40分钟，加入盐搅匀即成。

【食法】每日1次，每次吃驴舌、干萝卜50～100克，佐餐食用。

【功效】消炎止泻。

米醋生姜茶

【配方】米醋60克，老姜30克。

【做法】①将米醋放入铝锅内，老姜切成薄片，加水 250 克。

②将铝锅置中火上煮 25 分钟即成。

【食法】每日 1 ~ 2 次，每次饮 250 克。

【功效】消炎止痛。

七物鸡汤

【配方】党参 15 克，制半夏 10 克，生姜 10 克，黄莲 5 克，干姜 10 克，甘草 5 克，大枣 10 克，鸡肉 500 克，料酒 10 克，葱 15 克，胡椒粉 3 克，盐 6 克，鸡精 6 克。

【制法】①把以上 7 味药物洗净，放入盆内；鸡肉洗净，切成 4 厘米的块；葱切段。

②将 7 味药物用纱布袋装好，扎紧口与鸡肉同放钝锅内，加水适量，放入料酒、葱、胡椒粉，置武火上烧沸，再用文火炖煮 40 分钟，再加入盐搅匀即成。

【用法】每日 1 次，每次吃鸡肉 50 克，喝汤。佐餐食用。

【功效】健脾胃，益气血。

山药藕粉

【配方】山药 15 克，藕粉 100 克，白糖 20 克。

【制法】①将山药打成细粉。

②将山药粉与藕粉、白糖放入铝锅内，加水 400 克，调匀，置武火上烧沸，再用文火煎熬熟即成。

【食法】每日 1 次，每次吃藕粉 100 克，单独食用。

【功效】健脾胃，补虚损。

复元汤

【配方】怀山药 50 克，肉苁蓉 20 克，菟丝子 10 克，葱白 3 根，胡桃肉 2 个，大米 100 克，瘦羊肉 500 克，羊脊骨 1 副，生姜 20 克，料酒20克，八角3克，盐6克。

【制法】①将羊脊骨砍成数节，用清水洗净后，一起放入沸水锅内，氽去血水，再洗净；将怀山药等药物用纱布袋装好扎口；生姜、葱白拍破；羊肉切成4厘米长、2厘米宽的条。

②将以上食物和药包同时下入铝锅内，加入清水适量，置武火上烧沸，打去浮沫，放入料酒、调料，再用文火继续炖至熟为止。

【用法】每日1次。每次吃羊肉50克，喝汤。佐餐食用。

【功效】暖脾胃，益中气。

鱼腥草拌莴苣

【原料】鱼腥草250克，莴苣250克，料酒10克，食盐3克，味精3克，香油10克。

【做法】①将莴苣皮剥去，洗净；鱼腥草去老梗、杂质，洗净；莴苣切细丝。

②将莴苣丝及鱼腥草放碗内，加食盐少许搅拌均匀，加上调料，拌匀即成。

【食法】佐餐食用。

【功效】健脾利尿，降低血糖。

芹菜拌苦瓜

【原料】新鲜芹菜250克，苦瓜1个（约150克）。

【做法】①将芹菜择洗干净，去根、叶，放入沸水锅焯一下，取出，切成3厘米长的小段，码入盘内，备用。

②将苦瓜用清水反复洗净外表皮，剖开，去瓤、籽，切成薄片，入沸水锅中焯一下，捞出，沥去水份，铺放在芹菜段上。

③另取一碗，放入精盐、味精、香油、香醋、五香粉拌和成调味汁液，浇在苦瓜片上，用筷子拌匀即成。

【食法】佐餐食用，量随意。

【功效】清热解毒，生津止渴，降血糖。

枸杞子拌豆腐

【原料】豆腐 250 克，鲜枸杞子 50 克，精盐、味精、酱油、白糖、麻油各适量。

【做法】①将豆腐切成小丁，放入开水中烫一下捞出，沥干水分。

②枸杞子洗净，也入开水中烫一下捞出，并用刀切碎。将烫过的豆腐、枸杞子、精盐、味精、酱油、白糖、麻油拌匀即成。

【食法】佐餐食用，量随意。

【功效】滋补肝肾，祛瘀降压。

苦瓜山药烧豆腐

【原料】苦瓜 150 克，鲜山药、豆腐各 100 克，植物油、葱、姜、精盐各适量。

【做法】①苦瓜洗净，去瓤，切片。

②山药洗净，去皮，切片。

③锅置火上，加入油烧热，放山药先炒，再放苦瓜，最后下豆腐、精盐、葱、姜烧熟。

【食法】佐餐食用。

【功效】健脾补肾，清热生津，降低血糖。

芹菜烧豆腐

【原料】芹菜 100 克，豆腐 250 克。

【做法】①将芹菜择洗干净，去根、叶，下沸水锅中焯一下，捞出，切成小段（长约 1 厘米），盛入碗中备用。

②将豆腐漂洗干净，切成 1 厘米见方的小块，待用。

③炒锅置火上，加植物油，中火烧至六成热，加葱花、姜末煸

炒出香，放入豆腐块，边煎边散开，加清汤适量，煨煮5分钟后，加芹菜小段，改用小火继续煨煮15分钟，加精盐、味精、五香粉，拌匀，用湿淀粉勾薄芡，淋入麻油即成。

【食法】佐餐食用，量随意。

【功效】宽中益气，清热降压，降血糖。

竹笋焖香鸭

【原料】净鸭1只，竹笋20克，料酒、葱、盐适量。

【做法】①将笋洗净切片，加水煎取2次药缩浓度40毫升。

②将鸭从背部剖开洗净，放盆内加入盐、料酒、葱各少许，入笼蒸至熟烂，注入鸡汤、药液，火焖10分钟，把鸭捞出切块，按原体形排于盘中，原汤用鸡油、淀粉勾芡浇上即成。

【食法】佐餐食用。

【功效】活血化瘀，滋补气血。

素炒洋葱头

【原料】洋葱头3个（约300克），香干3块，精制植物油、精盐、酱油、味精、麻油各适量。

【做法】①将洋葱头洗净，剥去外皮，切去根头，用温水浸泡一下，取出，切成洋葱丝，盛入碗中，加少许精盐，揉搓腌渍10分钟，备用。

②将香干洗净后剖成片，切成细丝。

③炒锅置火上，加植物油，中火烧至七成热时，下洋葱丝急火翻炒，同时加香干丝，加酱油、味精，熘炒片刻即成。

注意：炒时以嫩脆为佳，不可炒烂，淋入麻油即可。

【食法】佐餐食用，量随意。

【功效】健胃宽胸，生津止渴，行气降糖。

猪骨莲枣汤

【原料】 猪脊骨1具，莲子（去心）100克，大枣150克，木香3克，甘草10克。

【做法】 将猪脊骨洗净剁碎，大枣、莲子洗净，木香、甘草装入纱布袋，一同入锅，加水炖熟，去药袋即成。

【食法】 每日或隔日1剂。

【功效】 补脾益肾，生津止渴。

兔肉炖豆腐

【原料】 豆腐500克，兔肉300克，盐、姜、葱各5克，黄酒适量。

【做法】 将兔肉、豆腐均切块，同下锅中，加水及黄酒煎煮，煮沸后撇去浮沫，加入姜、葱，改文火焖炖至肉烂熟，加盐即成。

【食法】 分次食用，常用效果好。

【功效】 益气和胃，生津润燥。

莲子焖鸭

【原料】 嫩鸭1只，大枣5个，杏仁（去皮）10克，栗子100克，莲子50克，植物油、姜丝、葱段、料酒、味精、精盐、芝麻酱、白糖、熟猪油、湿淀粉、酱油各少许。

【做法】 ①将莲子泡发。

②杏仁用沸水烫后去皮，沥干水，用植物油炸至金黄色，用擀面杖压碎，待用。

③栗子投入沸水锅中煮一下，捞出，剥去壳和衣待用。

④将鸭宰杀后，处理干净，剁成3厘米见方的块。

⑤炒锅置火上烧热，加入熟猪油，在武火上烧至六成热，投入鸭块，煸至皮色微黄，随即加料酒、姜丝、葱段、白糖、酱油，翻

炒至上色，放汤、大枣、莲子烧沸，用文火焖1小时左右，投进栗子，再焖15分钟，焖至鸭肉熟烂。

⑥端至武火上烧浓卤汁，用漏勺捞出鸭块，将鸭块皮朝下摆在碗中，排齐。

⑦将栗子、莲子盖在鸭块上，然后将鸭块翻扣在大盘里或汤盆里。

⑧锅内卤汤烧沸，放入芝麻酱，淋上少许湿淀粉拌匀，勾成薄芡，加入八成热的猪油，用手勺翻拌，出锅浇在鸭块面上，撒上杏仁末，用精盐、味精调味即成。

【食法】佐餐食用。

【功效】温中益气，健脾养胃，利水消肿。

干豆腐皮冬笋汤

【原料】干豆腐皮100克，香菇、冬笋各50克，味精、精盐、麻油、精制植物油、鲜汤各适量。

【做法】①将干豆腐皮上笼蒸软，切成菱形片。

②香菇用温水泡发，除去杂质，洗净，切成丝；冬笋切片待用。

③锅上火。放油烧热，随即加入鲜汤、味精、精盐、香菇丝、冬笋片、干豆腐皮烧开，去浮沫，起锅淋入麻油即成。

【食法】佐餐食用，量随意。

【功效】清热利尿，补虚降脂。

南瓜煮牛肉

【原料】南瓜200克，牛肉100克，山药10克，葱10克，姜5克，绍酒10克，盐5克，素油50克。

【做法】①南瓜洗净，切成2厘米宽、4厘米长的块；牛肉洗净，也切成2厘米宽、4厘米长的块；姜拍松，葱切段。

②把炒锅置中火上，烧热后，加入素油，把葱、姜加入炸香，

随即投入牛肉，炒变色，加入上汤1000毫升，用武火烧沸，再用文火炖煮50分钟即成。

【食法】每日1次，佐餐食用。

【功效】生津止渴，补益中气。

蘑菇冬瓜汤

【原料】蘑菇50克，冬瓜100克，食盐3克。

【做法】冬瓜去皮、瓤，切成薄片。蘑菇洗净切丝。加水同煮，将熟时加盐，煮熟即成。

【食法】可以天天当汤菜食之。

【功效】清热降糖，补虚利水。夏季食之清暑热利小便。

干煸苦瓜

【原料】新鲜苦瓜250克，豆豉、辣椒丝、豆酱、花生油、姜末、葱末、精盐、味精各适量。

【做法】将苦瓜洗净，去籽、瓤，切成薄片，再将适量花生油倒在锅中烧热，把苦瓜片、豆豉、辣椒丝、豆酱、姜葱末一道下油锅干煸，最后加精盐、味精，略煸片刻即成。

【食法】佐餐食用，量随意。

【功效】清热祛湿，益气美容。

蒜苗炒豆腐

【原料】蒜苗100克，豆腐2块，精制植物油、精盐、花椒水、生姜末各适量。

【做法】①将蒜苗择洗干净，切成2厘米长的段。

②炒锅上火，放油烧热，放生姜末炝锅，下整块豆腐炒碎，放入精盐、花椒水、蒜苗，炒至八九成熟即成。

【食法】佐餐食用，量随意。

【功效】益气和中，解毒行滞。

赤小豆鲫鱼羹

【原料】赤小豆 60 克，鲫鱼 1 条（约 250 克），料酒、葱花、姜末、精盐、味精、五香粉、麻油各适量。

【做法】①先将赤小豆去杂，淘洗干净，用温开水浸泡片刻，备用。

②将鲫鱼宰杀，去鳞、鳃、内脏，洗净，沥干水，用酒少许搽匀，蒸熟放冷后，拆骨取肉。

③将赤小豆捣烂成泥糊状。

④锅置火上，加清水适量，大火煮沸，放入鲫鱼肉，煮至沸时，加赤小豆泥，并不断搅拌，放入葱花、姜末，改用小火煨煮 30 分钟，煮成稀糊状成羹，加适量精盐、味精、五香粉，并淋入麻油，拌和均匀即成。

【食法】佐餐食用，量随意。

【功效】健脾利水，除湿消肿，降血糖。适用于糖尿病、营养不良性水肿、闭经、子宫功能性出血、痔疮出血等病症。

玉竹炒藕片

【原料】玉竹 20 克，莓藕 200 克，胡萝卜 50 克，素油 50 糖克，姜汁 10 克，胡椒粉 5 克，盐 5 克。

【做法】①莲藕洗净，切薄片；胡萝卜削皮，切丝；玉竹洗净，切 3 厘米长的段。

②藕入沸水锅内，焯软身，取出沥干水分。

③炒锅置武火上烧热，加入素油，加入莲藕、玉竹、胡萝卜丝，炒至均匀，下人盐、姜汁、胡椒粉即成。

【食法】每日 1 次，佐餐食用。

【功效】养阴润燥，生津止渴。

百子银耳汤

【原料】百合20克，太子参20克，银耳20克，冰糖少许。

【做法】将百合、太子参清水洗净。银耳开水泡发后去根部黑芦，共入锅中，加水适量，共煮30分钟取汤。

【食法】时时饮之，常饮有益。

【功效】益气养阴，润肺止咳。

菠菜根蛋清汤

【原料】嫩菠菜根200克，鸡蛋清5个，食用油、食盐、味精各适量。

【做法】按常法煮汤食用。

【食法】每日1剂。

【功效】养阴清热，止消渴。

蘑菇鸡脯肉炒冬笋

【原料】蘑菇100克，鸡脯肉300克，冬笋20克，鸡蛋1个，植物油50毫升，料酒、酱油、精盐、淀粉、香油、醋各适量。

【做法】①将蘑菇洗净，去蒂，切丁，冬笋洗净，切成丁，一起投入沸水锅中略氽，捞出，沥干水。

②鸡脯肉剔去筋，切成丁，放入碗中，加入鸡蛋清、精盐、淀粉拌匀。

③炒锅上火，锅内加入植物油，烧至六成热时下鸡肉丁、蘑菇丁、冬笋丁，加入料酒、醋、精盐、酱油。迅速翻炒几下，用淀粉勾芡，淋上香油，出锅盛盘即可。

【食法】佐餐食用。

【功效】活血化瘀，滋补气血。

平菇炖仔鸡

【原料】 平菇 400 克，净膛仔鸡（母鸡）1 只，葱、姜、料酒、鲜汤、精盐、猪油各适量。

【做法】 ①将平菇去蒂，洗净，撕成片；仔鸡洗净，剁成块；姜切片；葱切段。

②炒锅烧热后下猪油、平菇片、鸡块、葱段、姜片煸炒，加料酒、精盐、鲜汤，用旺火烧开后转小火炖 2 小时左右即可。

【功效】 活血化瘀，滋补气血。